神奇藥繪

3

日本醫師結合上古神文字「卡達卡姆那」的最強能量圖騰！

瞬間消除不適、驅走負能量、提升潛能和運勢

不調をパッと消し
運気をグンと上げる

クスリ絵

醫學博士
丸山修寬
maruyama nobuhiro

監修 黃薇嬪 譯

藥繪的10大神力

只要看一看！
只要摸一摸！

藥繪中存在許多不可思議的能量，只要看或觸摸藥繪，就能夠對身心產生作用，改善身體不適。就讓我們感受一下這種驚人能量的威力吧！

Power 01

只要看、摸、貼，效果立現

藥繪的使用方式不難，只要看著或觸摸圖案，或貼在衣服表面或內側，無需服用也能夠享受藥繪的能量，體驗效果。

Power 02

改善疾病與身體不適

藥繪的能量會作用在人類的能量場（氣場）上，使能量場恢復健康，改善不適。藥物會對人體造成負擔，但藥繪就沒有這種風險。

※ 藥繪的效果因人而異。此外，本書的內容係根據丸山修寬醫生的個人見解與經驗，關於藥繪的效果與解釋，請各位讀者自行判斷。

Power 08

能夠連結內在的潛意識

潛意識存在於我們心中，但平常不會注意到。想要實現的願望利用藥繪的力量直接作用在潛意識上，會更容易實現。

Power 06

瞬間提升各方面的運勢

藥繪不僅能夠改善不適，也能夠活化心靈層面的能量，也具有財運、戀愛運、工作運、考運、家運、交通安全等的開運效果。

Power 03

提高本身具有的自癒力

「身體出現不適＝生命能量不足＆紊亂的狀態」。藥繪能夠補充不足的生命能量，所以可提高天生具有的自癒力，改善不適。

Power 09

能夠淨化靈障

靈障（附身的惡靈造成的各種障礙）有時是造成身體莫名不適的主因。藥繪也有驅魔去邪氣的效果，能淨化這些不適。

Power 07

能夠實現各種願望

每個人一輩子應該都有向神明或星星許過願，藥繪具有實現這些願望的力量。把願望寫下來更容易實現。

Power 04

變成不易生病的體質

藥繪能量可促進生命能量循環，改變體質。原本容易疲勞、容易感冒的體質也會變得不易疲勞、不易生病。

Power 10

可以代替護身符

一般人去廟宇求神保佑之後，往往會購買護身符或符咒，藥繪能夠取代護身符。本書附贈信用卡尺寸的藥繪卡方便各位放在錢包或包包裡隨身攜帶。

Power 05

沉睡的才華與能力得以發揮

藥繪不僅能夠消除身體不適，也能夠引出沉睡在自己體內的能力、腦力與才華，使其得以發揮。還能夠提高運動表現，訓練藝術品味。

Part 1　瞬間消除身體不適的藥繪

家中常備一本很方便！利用藥繪瞬間消除不適 ················· 14

藥繪

提高自癒力，
發揮超越藥物的功效

獲得改善，因此他開始另尋他法，此時他接觸到治療末期癌症第一人的橫內正典醫生提出的「色彩療法」。除了色彩之外，丸山醫生更進一步發現「形狀」、「數字」都具有能量，於是著手開發「藥繪」。

外觀上看起來美麗又神祕的「藥繪」，有時功效會超越藥物。

專治過敏症狀的丸山修寬醫生，採用的治療方式結合現代西方醫學與東方醫學，但仍有許多患者的狀況無法

藥繪、藥物、針灸的差異

	優點	缺點
藥繪	◎只要貼在身上或衣服內外，接觸到就有作用 ◎人人都能輕鬆使用 ◎經濟負擔少 ◎幾乎沒有副作用 ◎若感覺不適合，只要從身上拿掉即可	無
藥物	◎根據西醫的論證進行治療（但是不能保證100%安全）	◎必須持續服用到疾病痊癒為止 ◎經濟負擔大 ◎只有醫生能開立處方 ◎有副作用 ◎一旦服下就無法從體內取出
針灸	◎可控制穴道的電磁波	◎施灸者的技術好壞會影響效果 ◎容易出現疲勞、倦怠感、施灸的地方搔癢等情況

藥繪與氣場

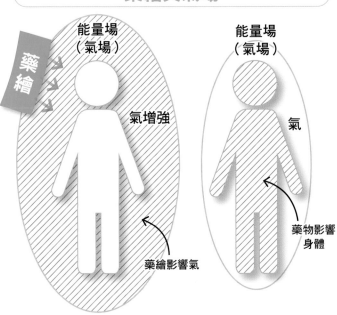

藥繪

能量場（氣場）

氣增強

藥繪影響氣

能量場（氣場）

氣

藥物影響身體

藥物是針對身體（細胞）發揮作用，但藥繪是影響包括氣在內的整個身體，因此提供人體「氣」的能量場（氣場）變大，身體就會感覺變輕。

八成以上使用者能實際感受到藥繪的效果

的靈感製成。

製作好的藥繪均利用O環測試法確認過效果，後來也實際用在數萬人的治療上，其中超過八成的患者對於藥繪的療效都表示很有感。本書精挑細選介紹的藥繪皆實際治癒過、緩和過許多人的症狀。

二十多年前著手開發至今，丸山醫生設計超過一萬種以上的藥繪，希望能夠對應所有症狀。藥繪的設計基本上是透過與高次元的連結通訊，接收數字與語言帶來

Check

檢測藥繪效果所採用的O環測試法

這是醫學博士大村惠昭發明的方法。受試者以拇指和食指比出一個圈（O環），並用力維持不變形，再由診斷者用力扯開那個圈，如果藥物或療法適合患者，則手指能夠用力維持住圈的形狀；如果不適合，手指圈成的圈就會被拉開，用這種方式就能夠判斷療效。筆者檢驗藥繪的療效時，是分別將白紙與藥繪貼在衣服上進行O環測試，確認藥繪的效果。

除了改善不適，也能提高運勢

藥繪並不像藥物會直接作用在身體上，而是藉由觸摸或把藥繪貼在衣服外，影響圍繞在人體四周、眼睛看不到的能量場（氣場）。丸山醫生認為這種方式能夠提高人體的自癒力，活化生命能量，就能夠藉此消除各種身體不適。

此外丸山醫生認為讓藥繪作用在潛藏於自己內在的潛意識上，也是消除身體不適、提升運勢的方法之一。身體由潛意識控制，只要看一看或摸一摸藥繪，不知不覺中潛意識就會實現腦海中描繪的願望。

色彩

色彩的特殊能量波具有治療效果

紅色讓人感到溫暖，青色給人冰冷感覺，色彩對身心會產生諸多影響，且色彩具有特殊能量波，利用這種能量波進行治療，就是「色彩療法」。

在因疾病等而受損的細胞附近，貼上（接觸）有相同能量波的色彩，就能夠抵消疾病的擾動。這道理與拿紅色光線照射紅色物體，就會看不見物體一樣。

丸山醫生在開發藥繪時，也利用這種色彩特性，使用與色彩印象、經絡（人體的氣運行的路徑）、脈輪（人體生命能量的七個中樞）、臟器和疾病相對應的色彩。

與身心靈健康息息相關的脈輪

頭頂 紫色

第七脈輪
貴人運、人生的目的、羅盤、自由意志、統合意識、超意識（高我）、神聖、預知、智慧

眉心 藍色

第六脈輪
透視、精神上的、精神力、理解力、知性、洞察力、靈性、自我修行領悟運

喉嚨 青色

第五脈輪
傳達力、表達力、靈感

胸部 綠色

第四脈輪
愛、療癒、團結、夥伴情誼

腹部 黃色

第三脈輪
活力、知性、思考力、意志力、力量、自我實踐力、個性

生殖器 橘色

會陰 紅色

第二脈輪
情感表現、潛意識（無意識）、性慾、忍耐

第一脈輪
生命力、本能、意志、生理上的健康

色彩印象

灰色	憂鬱、調停、靈魂不滅、抑鬱
粉紅色	情慾上的、女性、愛
紫色	高貴、尊嚴、正義
青色	水、平靜、深思熟慮、精神
綠色	生命、植物、春天、青春、希望、喜悅、調和、療癒
黃色	黃金、光、太陽、智慧、警告、忠告、平穩
褐色	大地、秋天、禁慾、退化（退步）
橘色	火焰、奢侈、豪華、愛、幸福
紅色	生命、血、火、熱情、警告、危險、活動
黑色	死亡、喪葬、冥界、北方
白色	純種（血統純正）、安全、絕對、神性、和平

形狀

具有強大力量的美麗形狀

形狀也有能量，人人都認為漂亮的圖騰，尤其具有強大的力量。丸山醫生特別利用這些形狀製作成「藥繪」。

舉例來說，螺旋形、漩渦形、迴旋的形狀、集中、放射、動態形狀（莫比烏斯環）、黃金比例的流線型、左右對稱等均衡穩定的形狀、曼陀羅、以數學理論為根據的形狀、神聖幾何學圖案等，都是人人覺得漂亮的形狀。

其中最有名的「生命之花（Flower of Life，縮寫FOL）」可以說是這個宇宙存在的所有形狀誕生的起源，丸山醫生也由這個神聖圖形開發出許多藥繪。

具有能量的形狀

左右對稱

左右對稱使人感到安定。除此之外，均衡的點對稱、相似形、潘洛斯三角這類規律的形狀，也含有豐富的力量。

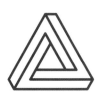

潘洛斯三角

螺旋形、漩渦形

用來象徵著生命、成長、宇宙。海螺的螺旋形與太極的形狀是易經的大宇宙概念，日本人較熟悉的則是巴紋。

太極　　三巴紋

生命樹

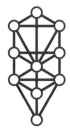

「生命樹」是古猶太人的卡巴拉神祕學的代表圖形。在神聖幾何學圖案中也出現過，是創作藥繪時的核心圖形之一。

生命樹

神聖幾何學

最具代表性的神聖幾何學圖案是「生命之花」，象徵這個世界有形物的起源，也表示所有生命存在的創造模式。

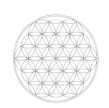

生命之花

黃金比例

就是人類感覺最美的比例（1：1.168……），埃及古夫法老的金字塔、米洛的維納斯（斷臂維納斯）、帕德嫩神廟等藝術與建築上也有用到。

數字

提高生命能量的共通語言「數字」

全球各地使用的語言千奇百種，唯獨「數字」是全世界共通的語言。古希臘哲學家兼數學家畢達哥拉斯曾經主張「數字是萬物的起源」，由此可知數字影響的範圍從植物到動物，影響著自然界的所有物種。

而且數字（自然數）具有底下所列的能量，每個數字的能量各不相同。

尤其可用來活化生命能量的數字包括質數、數祕術、圓周率（π）、黃金比例、費氏數列、自然對數（e）等。利用算式解開這類自然界定律得到的答案，也運用在藥繪開發上。

數字具有的能量

1

絕對
獨創
獨立

圓形。圖形的起點。象徵先鋒、一心追求獨立、自尊、強烈的意志力、絕對的指導力。

2

兩極化
協調
感性

直線與陰陽圖。表示凡事二分對立。象徵協調兩極化的事物，取得平衡。

3
友好
創造性
喜歡對話

三角形。特徵是由一個點出發，尋找另外兩個點，由此可知是好動且喜歡交流溝通。象徵創造、持續。

4

誠實
認真
現實

四方形。象徵簡潔俐落又認真。立方體代表四平八穩。

5

支柱
好動
能量轉換

五角形或五芒星。立體形狀是金字塔。象徵黃金比例、擔任萬物中心支柱的角色。

6

穩定
協調
愛情

六角形或六芒星。由正三角形與倒三角形組成的形狀，象徵穩定、協調、愛。

7

神祕
神聖
真理

七角形或七芒星。光、彩虹的七色、北斗七星、Lucky Seven、一個禮拜。代表高次元、變革、不安定。

8

穩定
基礎
成功

八角形或八芒星。2的三次方（2x2x2）得到的完全數*，代表穩定踏實。

（*注：這裡的完全數指的不是數學上的定義，而是聖經、耶穌基督相關的定義。）

9

人道主義
精神
勇氣

九形圖。3的二次方（3x3）得到的數字，表示永恆、完成、成就、面積和寬度，重視人倫。

吸收負能量的 曼陀羅花

有效對付所有疼痛的「冰之花」

在為數眾多的藥繪中，有一個圖案超過五萬人使用，而且用過的人都稱讚，那就是「曼陀羅花」。

這張藥繪象徵著生命起源的太陽與冥王星，可有效吸收攜帶者身上的負能量。多數使用者表示，帶在身上還可以改善疼痛等不適症狀。

更有例子顯示「曼陀羅花」能夠替持有者擋災，因此有許多人當作護身符隨身攜帶。

實證實驗！

曼陀羅花能夠 防止黴菌產生！

在容易發黴的六月，把草莓放在室溫23℃的環境裡觀察發黴情況，比較放在白紙上的草莓與放在「曼陀羅花」上的草莓發黴的狀態，三天之後就會發現兩者有顯著的差異，由此可知「曼陀羅花」提升了草莓對於黴菌的抗菌力。

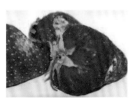

白紙
放在白紙上的草莓發黴了。

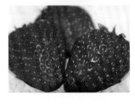

藥繪—曼陀羅花
放在藥繪上的草莓沒有發黴。

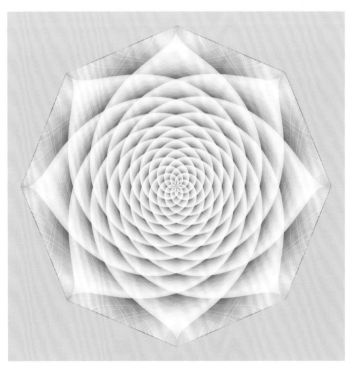

藥繪 00 曼陀羅花

具體功效包括改善身體不適、提升運勢，效力是藥繪中的前三強。還能夠協助建立良好的人際關係。

藥繪卡
請見
P.61

強化潛能的 KATAKAMUNA
卡達卡姆那文字系列

卡達卡姆那（Katakamuna）文字出自於上古時代（一萬兩千多年前）的卡達卡姆那族文獻中。這份文獻使用的卡達卡姆那文字只用圓和線構成，與其說是文字，比較像是記號和圖形，據稱這就是日文片假名的起源。

這份文獻中記載八十首類似和歌的詩詞，稱為「卡達卡姆那歌謠」，特徵是每首歌謠全都是右旋的螺旋狀排列。

卡達卡姆那文字和形狀釋放的能量，能夠與四次元以上的高次元空間連結，具有提升精神與肉體達到高次元水準的力量，所以有助於強化各種潛能。

丸山醫生因此開發出「卡達卡姆那藥繪」，以手掌或手指抵著圖案中央，由內而外螺旋狀畫圈，同時反覆吟詠對應的卡達卡姆那歌謠，就能夠得到額外的能量。

此外，卡達卡姆那藥繪可以自行塗上喜歡的色彩，創造出個人專屬的最強藥繪。讓直覺發揮作用，一起來挑戰著色畫吧！

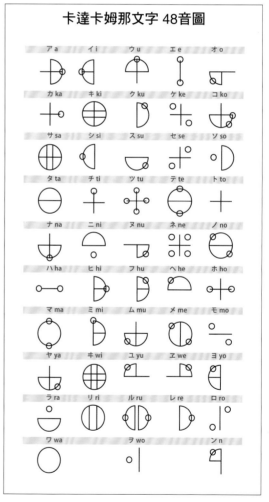

卡達卡姆那文字 48 音圖

ア a	イ i	ウ u	エ e	オ o
カ ka	キ ki	ク ku	ケ ke	コ ko
サ sa	シ si	ス su	セ se	ソ so
タ ta	チ ti	ツ tu	テ te	ト to
ナ na	ニ ni	ヌ nu	ネ ne	ノ no
ハ ha	ヒ hi	フ hu	ヘ he	ホ ho
マ ma	ミ mi	ム mu	メ me	モ mo
ヤ ya	ヰ wi	ユ yu	ヱ we	ヨ yo
ラ ra	リ ri	ル ru	レ re	ロ ro
ワ wa		ヲ wo		ン n

單由圓與線構成，一萬多年前使用的卡達卡姆那文字，也被認為是日語「片假名」的根源。日語 48 音也與卡達卡姆那文字的 48 音一致。*

* 注：卡達卡姆那是未經證實的假説，就像亞特蘭提斯一樣。片假名是來自華文漢字，距今八百年前才出現，而且日語起先是 50 音，到現代才演變成常見的 48 音。

瞬間消除身體不適的藥繪

Part 1

本章將依照部位、症狀介紹能夠有效改善身體不適的藥繪。請確認完藥繪卡的使用方式（52頁），選擇適合自己的方法利用55頁起的藥繪卡，看一看、貼一貼、裝飾、隨身帶著走等都可以。

利用藥繪 瞬間消除不適

想必一定有很多人會感到不安：「這麼漂亮的圖案真的可以消除不適嗎？」
但是我希望各位把這些「藥繪」跟家家戶戶都有的急救箱擺在一起。
藥繪沒有副作用，馬上就能使用，既方便又優質。

藥物是醫生開立的化學物質，用來預防與治療疾病。但本書介紹的「藥繪」，也有改善身體不適的效果，這點從丸山醫生實際的治療成果得以驗證。此外，藥繪在有些場合甚至比藥物更有效。

藥繪並非像藥物一樣，會直接作用在人體上，而是藉由觸摸藥繪或佩帶在身上，作用在環繞人體四周的能量場（氣場），改善身體不適。

一張藥繪並非只對單一部位的不適有效，一張藥繪就能夠消除多處不適，所以尋找可對應自身不適的藥繪吧。想要更進一步提升效果的話，可以用過去式的語氣在藥繪上寫下願望（參考54頁）。

14

使用者的心聲
藥繪消除了身體不適！

Episode 2　多年煩惱的肩膀僵硬與手腳冰冷問題解決了

我的肩膀僵硬嚴重，伸手想拿廚房高處的東西都很困難。自從我接觸到丸山醫生的藥繪後，效果很顯著，不僅肩膀不再僵硬，手腳冰冷的問題也解決了。

（58歲女性）

Episode 1　每年都很難受的花粉症症狀減輕了

這幾年一到春天就會止不住流鼻水、打噴嚏，每天都很困擾，我希望症狀多少能夠改善，於是嘗試了藥繪，沒想到流鼻水、打噴嚏的症狀真的緩和了。

（42歲女性）

Episode 4　每月煩惱的生理痛減輕了

我每次月經來都痛得要命，不能沒有止痛藥。最近一到生理期，我把藥繪抵在腹部，感覺疼痛比過去減輕不少，今後我將會持續使用藥繪止痛。

（38歲女性）

Episode 3　腰痛減輕，能夠好好走路了

我的腰很痛，就連走在平地上都很吃力。我把藥繪抵在腰上過了幾天，疼痛就減緩了。我本來是那麼討厭外出走路，現在卻十分享受散步的樂趣。

（64歲男性）

Episode 5　憂鬱症的症狀減輕，變得願意活動

我的憂鬱症症狀加劇，有段時期即使去上班，也很討厭遇到其他人。但我看著藥繪漂亮的圖案，就會湧上活力，現在也會自己主動出門了。

（49歲女性）

天與地

根據「以人為中心，連接天地」的「天地人」一詞設計的這張藥繪，是透過創造萬物的基本物質，取得預防百病的效果。貼在肚臍上或拍成照片當作手機的鎖定畫面均可。

效果・效用

◎ 預防疾病

◎ 提升自癒力

◎ 接受神的恩惠

藥繪卡請見P.**55**、P.**61**

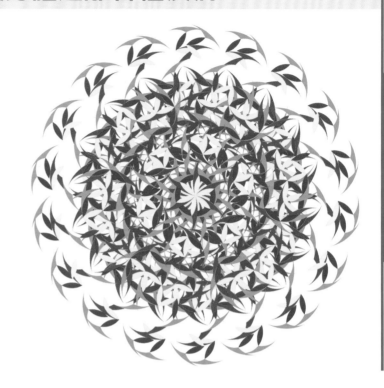

預防百病

藥繪 **02** 消除頭痛

智慧徽章

頭痛是由胃寒、頭皮緊繃、腦血管收縮、病毒感染等各種原因所引起，也因為原因分歧，所以這張藥繪用上許多顏色協助對應多種原因。擺在枕頭下或貼在後頸、額頭，都能夠有效消除頭痛。

效果・效用

◎ 緩和頭痛、頭重感

◎ 提升記憶力

◎ 加速頭腦反應

藥繪卡請見P.**55**

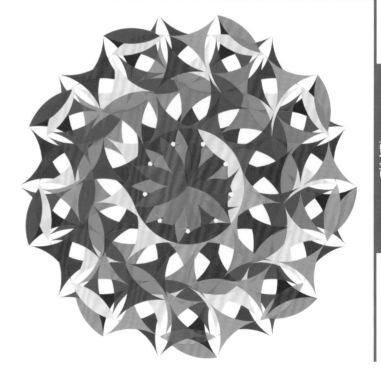

頭部

藥繪03 消除眼睛疲勞，預防老花眼

巴別塔

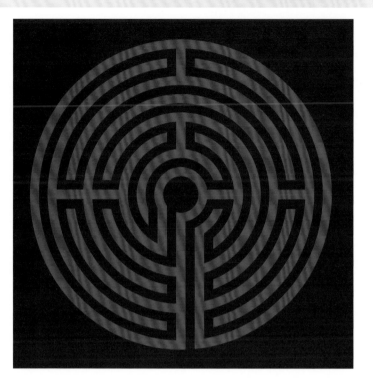

在東方醫學中，眼睛隸屬「肝」，而能夠改善肝功能的就是藍色。視線順著這個迷宮移動，做眼睛運動，能夠促進眼睛的血液循環。背景的藍色能夠療癒眼睛，消除眼睛疲勞、老花眼、恢復視力與視野。除了盯著這張藥繪看、活動眼睛之外，也建議貼在額頭或肝臟位置。

效果・效用

◎ 消除眼睛疲勞
◎ 恢復視力，預防老花眼
◎ 提升學業與學習表現

藥繪卡請見P.55

眼睛

藥繪04 減輕流鼻水、鼻塞、花粉症

蕾絲女王

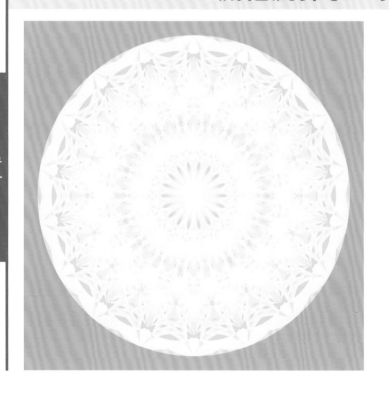

從一切生命的創造模式起源「生命之花（P.9）」衍生出的藥繪，可作用在所有情緒不快與身體不適上。圖中的水藍色代表水流，白色代表黏膜，因此可改善鼻子不適。貼在額頭或墊在枕頭下睡覺，鼻子就會暢通。此外也具有保護女性的能量。

效果・效用

◎ 使鼻子暢通
◎ 緩和疼痛
◎ 保護女性

藥繪卡請見P.55

鼻子

藥繪 05　預防失智症，提升記憶力

幻藍

松果體是腦中與光有關的位置，用藍色刺激
這裡可帶來靈感，活化全腦，有效預防失智
症，提升記憶力。此外這張藥繪在你需要靈
感、想要激發好點子的時候也很適合，可貼
在額頭或後頸使用。

效果・效用

◎ 活化腦
◎ 防止忘東忘西
◎ 需要靈感、點子的時候

藥繪卡請見P.**55**

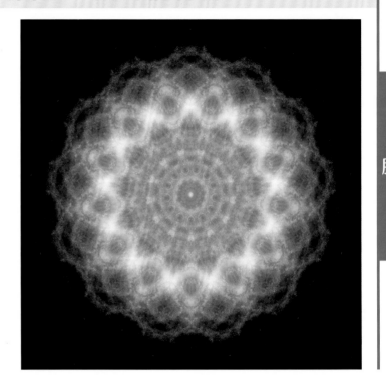

藥繪 06　減輕喉嚨痛、咳嗽、有痰

高次元卡達卡姆那歌謠第29首

這張藥繪是根據卡達卡姆那歌謠第29首
「MiKaHiShiKiShiMa－HaYaHiTaKeHuTsu－
KaTaKaMuNa－OHoWaKuMuSuBi－
YaTaShiMa」創作的圖形，具有減少咳嗽與
痰、消除喉嚨痛，及活化甲狀腺功能的效
果。使用方式是手指從中央順著圖案畫圈的
同時，開口吟詠這首歌謠。

效果・效用

◎ 緩和喉嚨痛
◎ 消除喉嚨的異物感
◎ 活化甲狀腺功能

藥繪卡請見P.**55**

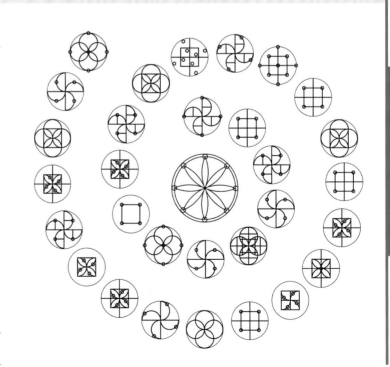

藥繪07 消除肩膀僵硬、脖子僵硬

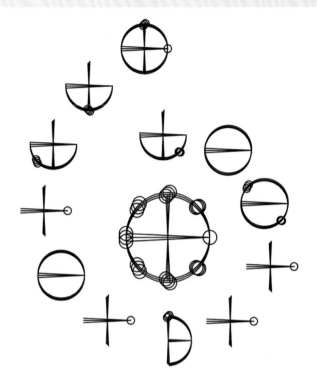

卡達卡姆那歌謠第2首 空間錯列

這張藥繪是將卡達卡姆那歌謠第2首「YaTaNoKaKaMi－KaTaKaMuNa－KaMi」以1/137×360度、上下左右錯開構成的圖案。貼在肩膀、脖子、手腕、肩胛骨，可消除肩膀僵硬和脖子僵硬。此外，當你不喜歡現在所處的空間時，以手指從藥繪中央由內而外順著圖案畫圈，就能夠擺脫厭惡感。

效果·效用

◎ 緩和肩膀、脖子僵硬
◎ 緩和全身疼痛
◎ 脫離討厭的場所

藥繪卡請見**P.55**

藥繪08 改善心律不整、心悸

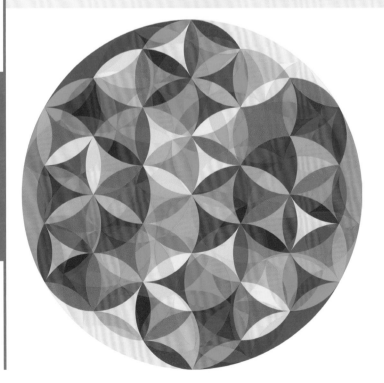

FOLLOW

這幅由「生命之花（P.9）」衍生的藥繪，能夠保護心臟（心靈）遠離心律不整、胸痛等的生理因素，以及他人無心的言行、充滿壓力的行為等心理因素。建議貼在心臟或後頸。※有心臟疾病的人，請先前往醫院接受檢查後再使用。

效果·效用

◎ 改善心臟功能
◎ 調整心臟跳動、血液循環
◎ 保護心靈遠離傷害

藥繪卡請見**P.55**

藥繪 09　消除胃噁心想吐、逆流性食道炎

佛流淚

這張藥繪的作用是讓令人想到檸檬的、清爽通透的氣充滿空間，有效消除逆流性食道炎、消化不良、噁心想吐。只要看著藥繪，喉嚨根部就覺得暢通。圖案朝外貼在胃或心窩（胸骨劍突下正中央的凹陷處）也可以。

效果‧效用

◎ 減緩噁心想吐、胃脹氣
◎ 消除胃痛、逆流性食道炎
◎ 緩解壓力

藥繪卡請見**P.57**

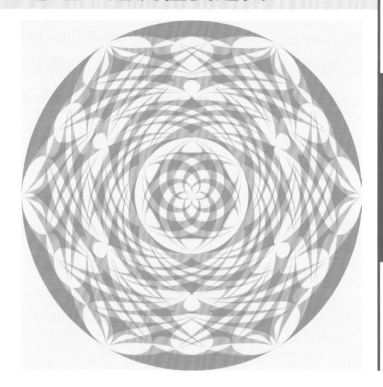

胃

藥繪 10　消除便秘腹瀉

伊呂波

這幅是使用「生命之花（P.9）」，搭配數字與色彩創造的藥繪，具有促進腸子蠕動、消除便秘和腹瀉的力量。可把圖案朝外抵在肚臍上，順時針畫圈按摩肚子。此外貼在時鐘上，看著時鐘，也能夠喚醒便意。

效果‧效用

◎ 消除便秘、腹瀉
◎ 改善腸內環境
◎ 提升消化能力

藥繪卡請見**P.57**

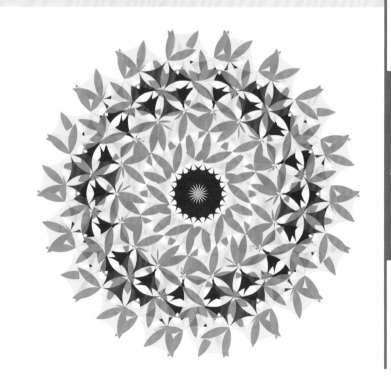

腸

藥繪 11 緩和腹痛

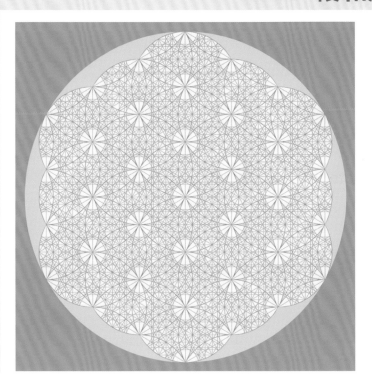

綠水晶

腸道一旦失去平衡，腸子裡的好菌與壞菌就會相互攻擊，減少腸蠕動，引起腹痛。因此選擇象徵協調與和平的綠色藥繪最適合。只要把圖案朝外貼在肚子痛的位置，說一句「痛痛飛走！」就能夠緩和疼痛。

效果・效用

◎ 緩和腹痛
◎ 提升消化吸收力
◎ 心情變得平靜安詳

藥繪卡請見P.57

藥繪 12 提升肝功能，消除宿醉

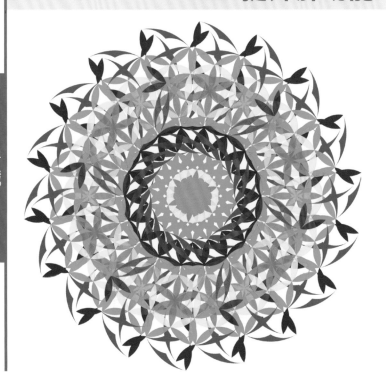

高御產巢日神

高御產巢日神是日本《古事記》中出現的神祇。使用這位神祇的名號與「生命之花（P.9）」，創造出來的就是這張藥繪。藍色代表肝臟，黃色代表膽汁，把藥繪貼在肝臟位置，就能夠有效改善肝功能。此外，在這張藥繪放上裝水的杯子，約十分鐘後再喝下那杯水，就能夠消除宿醉。

效果・效用

◎ 維護肝功能
◎ 預防、消除宿醉
◎ 恢復力氣

藥繪卡請見P.57

藥繪 13　改善漏尿、頻尿、尿道結石

陸柒捌玖拾

陸柒捌玖拾就是數字的6、7、8、9、10，以人體來說代表下半身。下半身的中心是腎臟，水藍色能夠刺激腎臟排出水分，因此這張藥繪可改善腎功能。把這張藥繪圖案朝外貼在膀胱或腎臟附近，就能夠有效改善漏尿、頻尿、尿道結石。

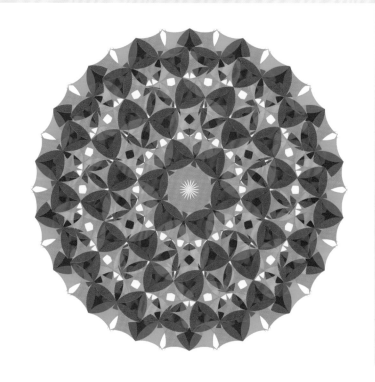

效果・效用

◎ 改善漏尿、頻尿
◎ 改善尿道結石
◎ 預防夜間遺尿症（尿床）

藥繪卡請見**P.57**

藥繪卡請見P.57

腎臟

藥繪 14　預防、改善高血壓

雙陰陽 右

高血壓的原因是身心失調所造成，使用這張藥繪能夠維持陰陽平衡，促進血液流通。每天看一看這張藥繪，或在藥繪上順時針畫圈，就能緩和焦慮不安，血壓也較容易穩定。此外，這張藥繪還能夠促進個人心靈的內外協調，以及人我關係的和諧。

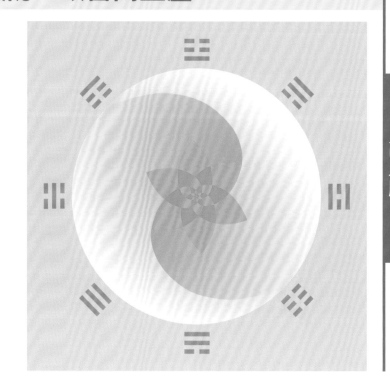

效果・效用

◎ 維持血壓正常
◎ 消除焦慮
◎ 達成心靈和諧

藥繪卡請見P.57

高血壓

藥繪 15　糖尿病的預防、改善

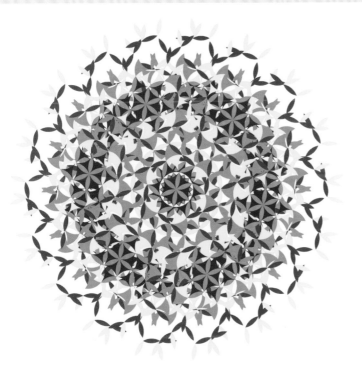

高次元空間

糖尿病是胰臟的疾病，代表胰臟的主要顏色是黃色。紅色表示動脈，紫色表示靜脈，這張藥繪是想像血液順暢流經全身，把胰島素送到各組織與細胞的樣子而設計。把藥繪貼在心窩底下的胰臟部分，或是心窩對側的背上都可以。

效果·效用

◎ 預防、改善糖尿病

◎ 改善消化不良

◎ 瘦身減肥、美容

藥繪卡請見P.**57**

藥繪 16　預防、改善血脂肪異常症（高血脂症）

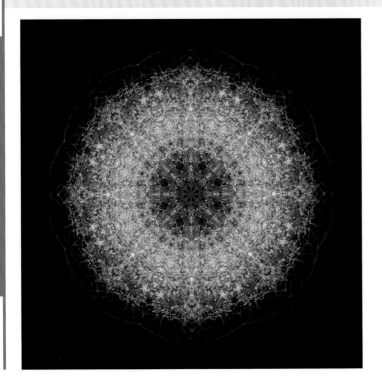

甲骨文

這張藥繪的圖案就像無止盡擴張的微血管（紅色），而水藍色代表淋巴液，象徵搬運脂質的淋巴管，使用這張藥繪能夠消除浮腫，改善血脂肪異常症（高血脂症）。此外，隨身攜帶或看著藥繪的人，還會得到從天而降的靈感或提示。

效果·效用

◎ 預防動脈硬化

◎ 促進脂肪燃燒

◎ 得到靈感

藥繪卡請見P.**57**

糖尿病

血脂肪異常症（高血脂症）

壹貳參肆伍

壹貳參肆伍的意思是數字的1、2、3、4、5，以人體來說就是上半身。上半身的代表是腦，感覺疲勞的原因可以說就是腦，所以消除疲勞的重點就是照顧腦。把這張藥繪抵在額頭上或墊在枕頭下即可。拿彩色鉛筆在圖案中著色，腦也會變得很清醒。

> **效果・效用**

◎ 消除疲勞

◎ 使腦袋清楚

◎ 迅速解決問題

藥繪卡請見P.**59**

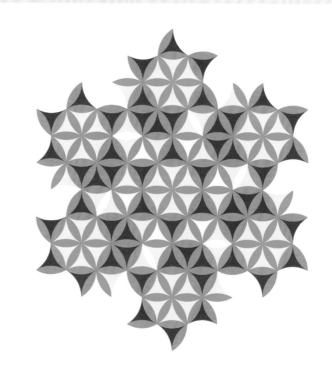

疲勞

真方陣

真方陣的威力超越魔法，不管從哪個位置加上9×9的81方格，都會變成369，這個稱為彌勒（369）真方陣。把這張藥繪貼在兩側肩胛骨之間、腰上、肚臍附近，就會感到全身慢慢變暖，肌肉痠痛消失。此外也可以把圖案朝外貼在疼痛的地方。

> **效果・效用**

◎ 減輕肌肉痠痛

◎ 減輕關節痛

◎ 改善手腳冰冷

藥繪卡請見P.**59**

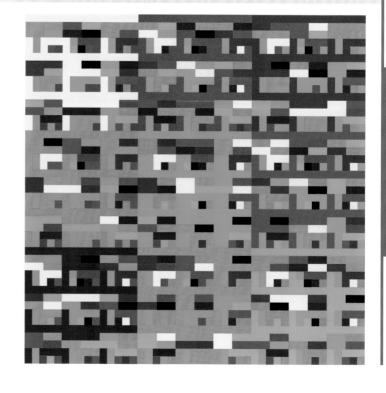

疲勞

藥繪 19　緩和異位性皮膚炎

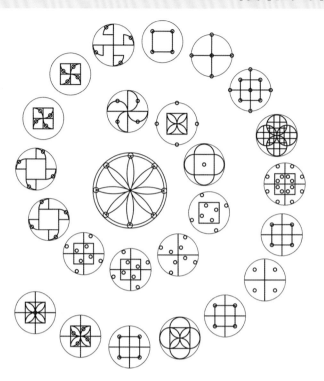

高次元卡達卡姆那歌謠第6首

這張藥繪是來自高次元卡達卡姆那歌謠第6首「SoRaNiMoRoKeSe－YuWeNuOWo－HaETsuWiNeHoN－KaTaKaMuNa」。異位性皮膚炎搔癢的原因之一是壓力。反覆以手指從藥繪中央由內向外順著圖案畫圈，就能夠消除壓力，緩和異位性皮膚炎的症狀。

效果・效用

◎ 減輕搔癢和疼痛
◎ 緩和黴菌帶來的過敏症狀
◎ 預防住家發黴

藥繪卡請見P.59

搔癢

藥繪 20　預防感冒、傳染病

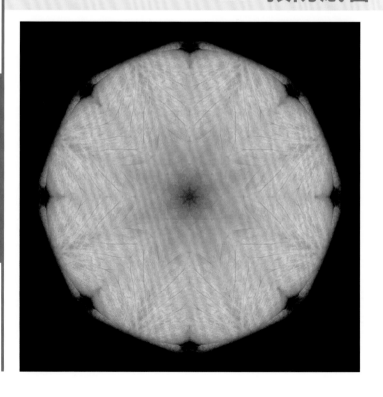

集合

這張藥繪象徵的意義是淋巴球等免疫細胞集中在中央，團結一致預防感冒。把這張藥繪貼在脊椎最上面的骨頭附近就有效果。此外在自己憂心忡忡、沒辦法靜下來時看到這張藥繪，思緒和注意力就會安定下來。

效果・效用

◎ 對抗流感
◎ 打造不輸給病毒的身體
◎ 穩定思緒與注意力

藥繪卡請見P.59

感冒

卡達卡姆那歌謠第5首 空間錯列

卡達卡姆那歌謠中，擁有最強能量的就是第5首「HiHuMiYoI－MaWaRiTeMeKuRu－MuNaYaKoTo－AUNoSuHeShiRe－KaTaChiSaKi」。只要從藥繪中央由內向外順著圖案畫圈，就能夠連結讓自己更有能量的時空。感冒時可以把藥繪抵在腹部或胸口，幫助退燒、緩和發炎。

效果‧效用

◎ 退燒
◎ 緩和所有發炎
◎ 連結其他時空

藥繪卡請見P.**59**

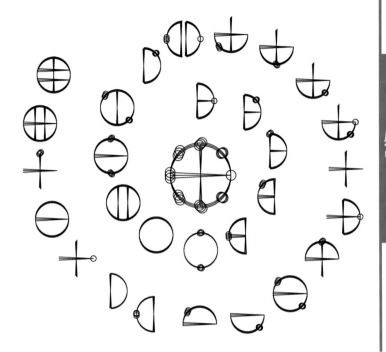

感冒

高次元卡達卡姆那歌謠第20首

這張藥繪是出自卡達卡姆那歌謠第20首「AMaNoKaKaMi－AMeNoYoWaRoTsu－ToKi－ToKoRo－ToKo－TaChi－AMe－KuNi－No－YaHo－SoToNaMi－KaTaKaMuNa－KaTaChi－SaKi－AWaSe－MaKu－HaHi」。疼痛的原因是水流停滯，因此這張藥繪能夠擴大關節的可動範圍，促進關節的水分代謝。

效果‧效用

◎ 消除腰痛、閃到腰
◎ 緩和疝氣、坐骨神經痛
◎ 減輕關節痛

藥繪卡請見P.**59**

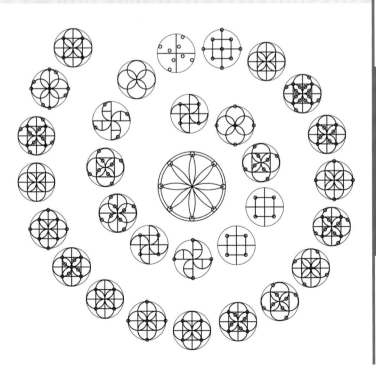

腰部、膝蓋

氣場調整II

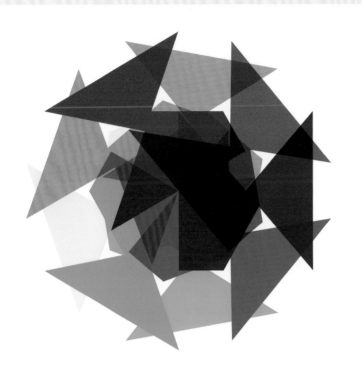

瘦身減肥

氣場就是人體的能量場。這張藥繪網羅了可控制潛意識的9個顏色（紫紅色、紅色、橘色、黃色、綠色、藍色、靛色、紫色、橄欖綠），修復生命體的異常，改善身心不適。此外把這張藥繪貼在肚臍附近，還能夠提升瘦身效果。

效果・效用

◎ 提升瘦身減肥效果
◎ 改善身心不適
◎ 修復生命體的異常

藥繪卡請見P.59

空間震盪

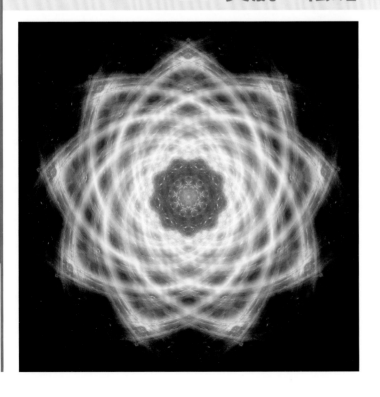

抗老化

這張藥繪看似靜止卻有在動，能夠感受到來自宇宙的波動。黑斑與皺紋容易發生在沒有波動、停滯、堵住的地方，因此使能量動起來的用意就是在預防黑斑與皺紋，達到美肌效果。想要改變自己時也可隨身攜帶。

效果・效用

◎ 維持美肌
◎ 預防黑斑、皺紋
◎ 想要改變自己時

藥繪卡請見P.59

藥繪 25　預防、改善手腳冰冷

克雷莫納的迷宮

象徵成功的天使克雷莫納為我們指引迷宮的方向。反覆以手指順著迷宮走，能夠使事情進展順利。此外，迷宮也代表血管，所以有促進血液循環、改善手腳冰冷的能量。把這張藥繪貼在腳底也可以。順著迷宮前進能夠提高腦功能。

效果·效用

◎ 預防、改善手腳冰冷

◎ 活化腦功能

◎ 讓事情進展順利

藥繪卡請見**P.61**

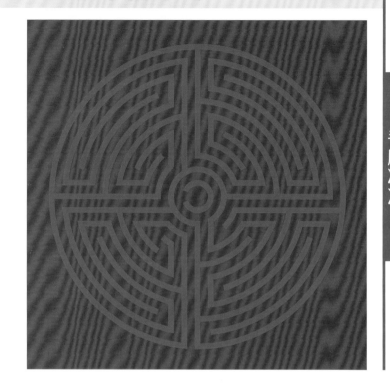

手腳冰冷

藥繪 26　緩和生理痛、經前症候群

高次元卡達卡姆那歌謠第23首

這張藥繪來自卡達卡姆那歌謠第23首「AMaTaKaMaKaHaRa－AWaChiHoNoSaWaKe－AMeKuNiKuRaTo－OKiMiTsuGoShiMa」順時針反覆順著圖案畫圈，就能夠把波動送進子宮，緩和生理痛和經前症候群。也可以圖案朝外貼在腹部或腰上。

效果·效用

◎ 緩和生理痛

◎ 減輕焦慮

◎ 使心情開朗

藥繪卡請見**P.61**

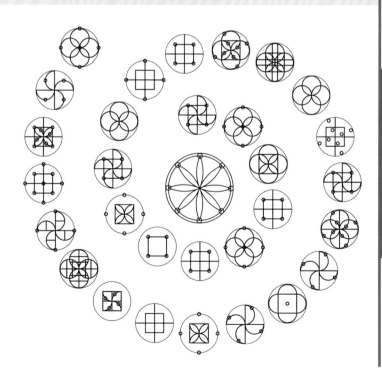

生理痛

跳舞天使

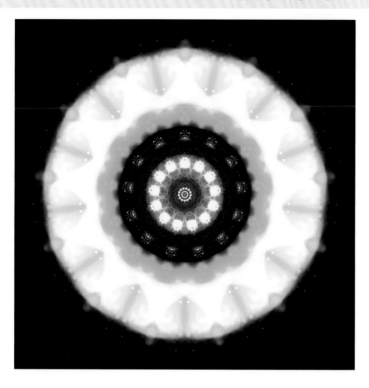

圖案是十三位戴紅帽的天使在跳舞。藍色和白色代表空氣和水,有助於水分代謝和減輕呼吸不順的效果。因此看著就會覺得心情愉悅,有助於緩和暈車、暈眩、耳鳴等自律神經症狀。想要幸福、想要給人幸福時,都可以隨身攜帶。

效果‧效用

◎ 緩和自律神經的症狀
◎ 助於水分代謝和減輕呼吸不適
◎ 使自己或對方幸福

藥繪卡請見**P.61**

暈車

神

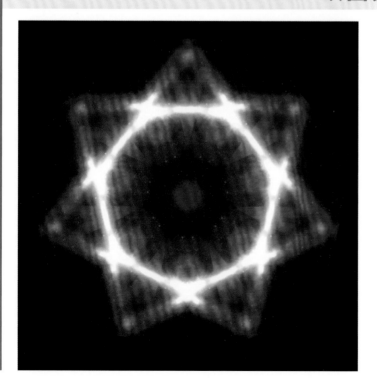

這幅圖案是利用神與佛創造,能夠反彈負面能量與壓力。此外,失眠的原因之一是腳冷,貼在腳底睡覺,身體暖和了,就能夠一夜好眠。墊在枕頭底下睡也可以。

效果‧效用

◎ 獲得更好的睡眠品質
◎ 改善失眠
◎ 反彈負能量

藥繪卡請見**P.61**

失眠

藥繪 **29** 改善憂鬱、不安的症狀

木花咲耶姬II

「木花咲耶姬」是富士山本宮淺間大社供奉的神祇。這張藥繪是把文字轉換成數字和色彩，加上「生命之花（P.9）」組合而成。貼在後頸或兩側肩胛骨之間，或是墊在枕頭下，就能夠緩和原有的不安、恐懼和擔憂。裝飾在隨時都能看到的地方也可以。

效果·效用

◎ 緩和憂鬱症狀

◎ 減輕不安

◎ 消除擔心

藥繪卡請見**P.61**

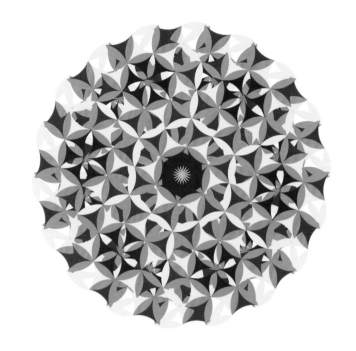

憂鬱症

藥繪 **30** 抑制緊張、克服怯場

勇氣徽章

克服怯場需要勇氣，此圖案是來自稱為「勇氣徽章」的數列，喇叭形成旋渦狀旋轉，可替我們打氣，賦予我們勇氣，緩和緊張，克服怯場。此外也能夠有效防止熱潮紅，抑制緊張產生的心悸。

效果·效用

◎ 緩和緊張，克服怯場

◎ 舒緩熱潮紅

◎ 抑制心悸

藥繪卡請見**P.61**

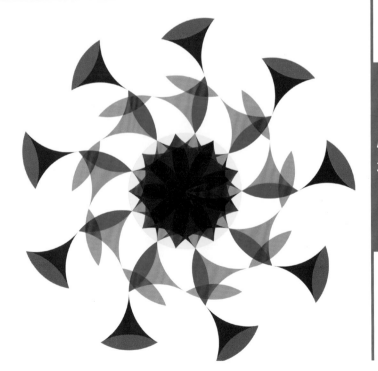

怯場

立刻提升運勢的藥繪

接下來要介紹提升運勢的藥繪。建議各位先確認過藥繪卡的使用方式（52頁），再把想要實現的願望寫在藥繪卡（63頁起）上試試。

Part 2

利用藥繪
立刻提升運勢

多數人為了提升運勢，會去造訪能夠開運的場所。

但是，只要有了開運小物，不必耗費大量時間和金錢就能夠開運，

這個開運小物就是藥繪。

藥繪改善身體不適的效果比藥物更好，但它還有其他作用，就是財運、工作運、戀愛運、家庭美滿等多種開運功效。新冠肺炎疫情延續到現在，許多人都很希望運勢會更好，因此本書增加比第一集、第二集更多的開運藥繪。

運氣會聚集在充滿正能量的地方，把藥繪當成護身符帶著，可提高攜帶者的能量，吸引好運靠近。

若想吸引自己想要的好運氣，可在藥繪卡（54頁）寫上願望。不要有先入為主的觀念，以開放的態度接納藥繪，必能開啟好運之路。

使用者的心聲
我用藥繪提升了運勢！

Episode 2 貼在店門口，客人增加了

我憂心上門光顧的客人愈來愈少，沒想到某天在書店看到藥繪，我在藥繪寫下「門庭若市」貼在店門口，第二天起客人便增加了。

（68歲男性）

Episode 1 帶去參加派對，因此遇見真命天子

我始終沒有遇到合適的對象，就在幾乎放棄尋覓時，帶著提高邂逅運的藥繪去參加一場派對，因此得以遇見我命中注定的對象。能夠這麼迅速，實在是奇蹟。

（37歲女性）

Episode 4 揮別想要斬斷緣分的人

我與某個認識的人個性不合，經常爭吵，我想要結束與對方的關係卻不敢直說，只好拜託藥繪。結果對方搬家，我們倆也得以成功拉開距離。

（52歲女性）

Episode 3 企劃案獲得採用而升職

我多次提出的企劃案都沒有獲得採納，一直覺得很痛苦，於是我在藥繪卡寫上「我的企劃案通過了」，擺在枕頭下睡覺，第二天靈光乍現有了靈感，完成的企劃案因此順利通過，我更是因此升職了。

（40歲女性）

Episode 5 放在錢包裡就中樂透

我在藥繪卡寫上「在某某賣場買的樂透對中了100萬日圓」，並與彩券一起放在錢包裡隨身帶著走，結果真的中獎了。藥繪的驚人力量令人咋舌。

（55歲男性）

藥繪31 提升財運（增加收入）

橘色射擊

炫目的金黃色光輝正是會帶來「財運」的光芒。吸引好運的十三道光輪使你獲得認同，因而提高收入，或發揮力量吸來抽籤好運。於此同時，你也成為光輪的中心，獲得可賦予身邊其他人力量的能量。

效果・效用

◎ 提高收入
◎ 獲得其他人認同
◎ 成為光輝燦爛的自己

藥繪卡請見**P.63**、**P.71**

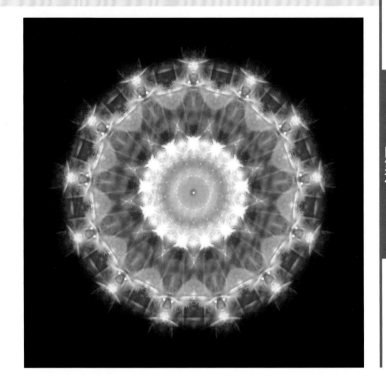

藥繪32 提升財運（能夠存錢）

火感

中央的光象徵「財運」，這張藥繪具有保護內側光芒的穩定感，因此這張藥繪能夠幫助你存錢。此外它具有保持冷靜的力量，避免你失心瘋亂花錢。別設定存款金額上限，儘管相信它的能量吧。

效果・效用

◎ 存錢
◎ 防止浪費
◎ 可發揮熱情行動力

藥繪卡請見**P.63**

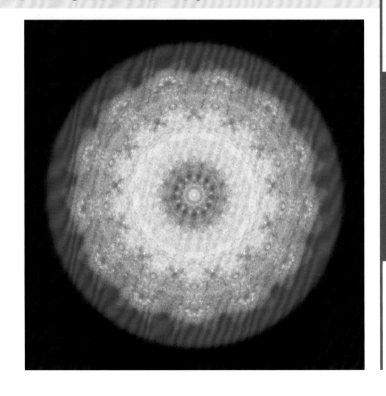

多邊形黃色迷宮

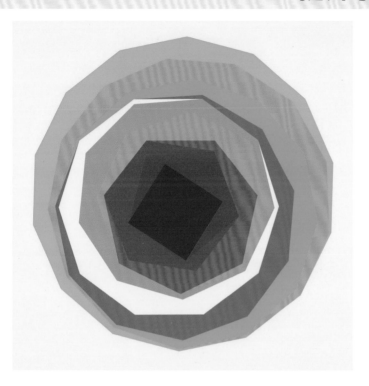

這張藥繪由各種顏色的正多邊形構成，能夠
提供攜帶者想出許多點子和企劃案的能量。
四周的黃色象徵好的邂逅，想出的點子能與
事業緊密結合。此外，女性帶著這張藥繪，
更容易遇見理想的人生伴侶。

【效果‧效用】

◎ 提升工作運
◎ 使靈感具體化
◎ 女性能夠遇見優秀伴侶

藥繪卡請見P.63

工作運

隨機遠離

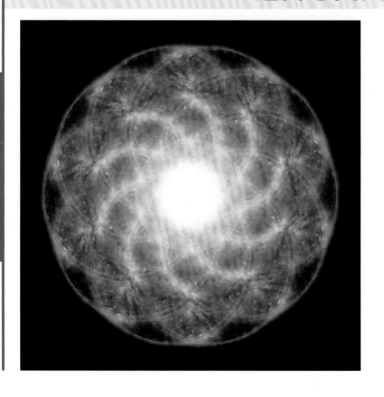

宛如彩虹漩渦的設計，能夠在人生面臨轉捩
點時，協助導往更好的方向。正中央的光芒
是「出人頭地的閘口」，只要通過這道閘
口，未來就是一片坦途。在藥繪中央具體寫
上你想要的職位會更容易實現。

【效果‧效用】

◎ 提升升遷運
◎ 得到想要的職位
◎ 幫助人生轉往好方向

藥繪卡請見P.63

升遷運

統合

這個設計是將神聖幾何學圖案的「生命之花（P.9）」加上9個顏色。9是人界最完美的數字，具有協調人際關係的作用。在圖案中具體寫上你想連上紅線的人名或特徵，就更容易與這樣的對象談戀愛。

效果・效用

◎ 與理想對象交往

◎ 提升戀愛運

◎ 帶來和諧的人際關係

藥繪卡請見**P.63**

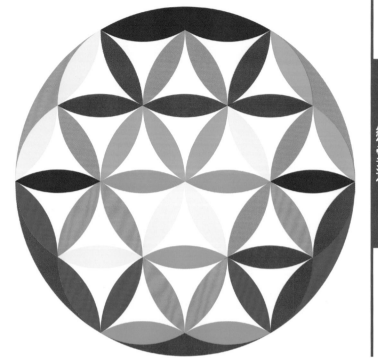

戀愛運

親和

這張藥繪象徵著所有人朝中央的紫色集合，彼此和諧友好，能夠吸引好桃花，帶來良緣。在中央的紫色正方形寫上自己的名字和出生年月日，貼在家中醒目的地方即可。

效果・效用

◎ 提升邂逅運

◎ 締結良緣

◎ 集結理想資訊

藥繪卡請見**P.63**

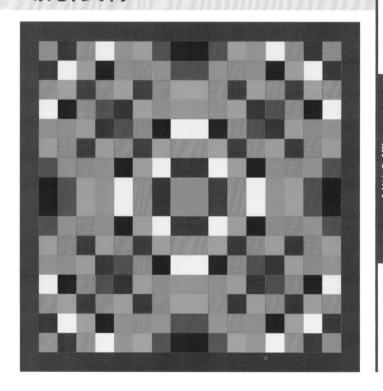

戀愛運

光后

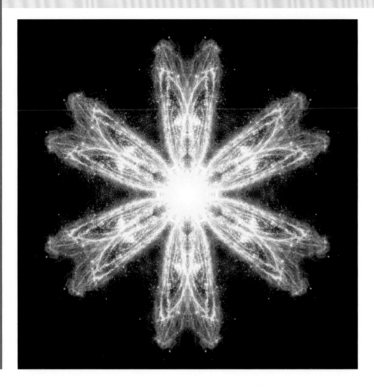

宛如光之魔法的燦爛設計，象徵孩子的誕生。數字6原本就表示安定狀態，所以把這張藥繪貼在腹部，也更容易穩定生子的能量。心情若能在光的圍繞下變得暖洋洋，也就更容易懷上孩子。

效果・效用

◎ 成功受孕
◎ 肚子裡的孩子健康長大
◎ 情緒保持平穩安定

藥繪卡請見**P.63**

求子運

孕育萬物的大地之光

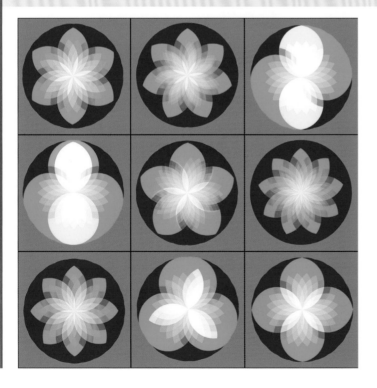

藥繪的設計象徵著種子發芽、長出葉子。充分地接收大地能量之後，孕育生命的能量就會大量湧現。這幅由3×3魔方陣構成的藥繪，能夠保護懷胎的母親，祝福孩子的誕生。在圖案寫下考慮為即將出生的小孩取的名字也可以。

效果・效用

◎ 祈求順產
◎ 保佑母子的健康與安全
◎ 生下好孩子

藥繪卡請見**P.63**

祈求順產

藥繪39　保佑子孫滿堂、子女健康長大

靛青綠

綠色和橄欖色是潛意識最理想的顏色，具有使子孫代代興旺的能量。問問子女未來的志向，寫在藥繪圖案上，願望會更容易成真。此外，把藥繪放在孩子的書包或包包裡，能夠保護孩子遠離所有苦難和不幸。

効果・効用

◎ 子孫代代興旺
◎ 子女有望發揮才能
◎ 保護孩子的安全

藥繪卡請見P.**65**

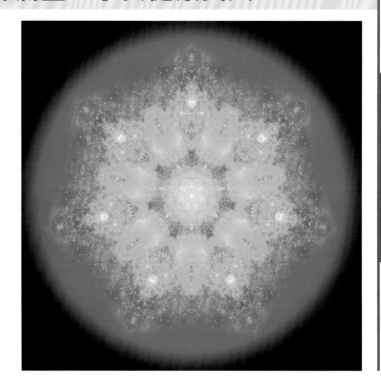

子孫興旺

藥繪40　提高勝負運

God love you

此藥繪表示美麗粉紅花朵綻放的樣子，因此取了一個象徵「受到勝負之神眷顧」之意的名稱。萬一有狀況發生，可帶來克服眼前問題與挑戰的力量，吸引勝負運靠近。學測或就職考試時帶著，更容易發揮真正的實力。

効果・効用

◎ 強化勝負運
◎ 用於想要解決眼前的問題時
◎ 在考試時能夠發揮實力

藥繪卡請見P.**65**

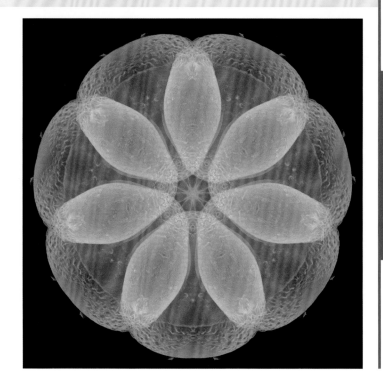

勝負運

奧林帕斯

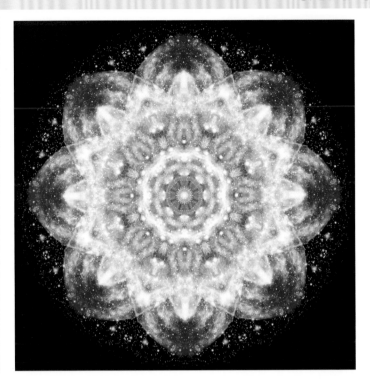

這張藥繪宛如神明的集合體，能夠感覺到神性。裝飾在房間裡可在各種場合獲得庇佑，提升中獎運的力量尤其強，但中獎運並不會急速轉好，必須每天對著這張藥繪帶著感謝之心，大獎才會靠近。

效果・效用

◎ 提升中獎運
◎ 容易遇到幸運的事
◎ 發生困難時有望得到幫助

藥繪卡請見P.**65**、P.**71**

中獎運

可能性

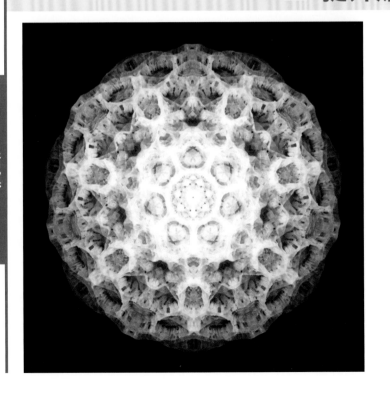

這張藥繪的圖案就像無數的隕石坑或蜂巢，坑裡密藏著培養各種運勢的強大能量。若想要拓展自己的可能性，具體寫下想要拓展自己哪個領域的潛力，能力就會增強。想要提高賭運時別忘了積德，如：積極打掃等。

效果・效用

◎ 提高賭運
◎ 拓展自己的可能性
◎ 考取證照資格、提升技能

藥繪卡請見P.**65**

賭運

印地

以漣漪美麗漫開的設計，當作避免水難的護身符。抵在心窩附近幾分鐘，這張藥繪的波動能夠滲透到體內，幫助你提早察覺水難，更容易避免危險。從事海洋、水相關工作的人請務必隨身攜帶。

效果・效用

◎ 避免水難的護身符
◎ 保佑職業與水有關的人
◎ 使人懂得珍惜自己

藥繪卡請見**P.65**

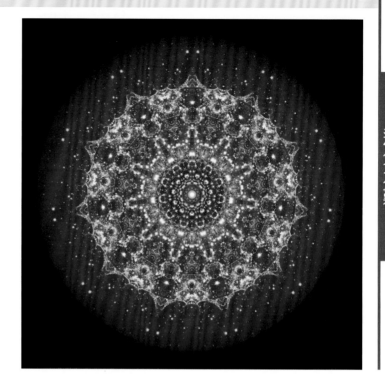

避免水難

碎形蕾絲

綠色泡泡是紅色火的對比色，象徵滅火。這張藥繪具有保護自己、家人、朋友遠離外敵的力量，尤其可當作驅除火難的護身符。建議貼在廚房等用火的場所。除此之外，擺在汽車的儀表板、外出時的包包，也能夠保護持有者。

效果・效用

◎ 驅除火難的護身符
◎ 保護家人遠離外敵
◎ 驅除植物的害蟲

藥繪卡請見**P.65**

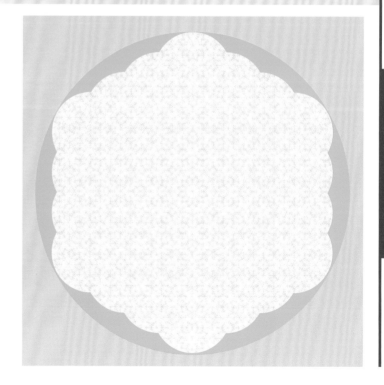

避免火難

藥繪 45　保佑交通安全

平安回家

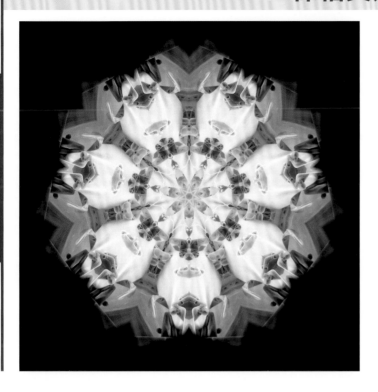

七隻青蛙朝著中央象徵回家,這張藥繪可保佑搭車、騎腳踏車、搭飛機、搭船等不會遇到交通事故,能夠平安返家。建議貼在玄關、收納鞋子的空間,也可放在家人的包包等,保佑他們平安回家。

效果‧效用

◎ 避免交通意外
◎ 家人安全返家
◎ 改善事故造成的頸部揮鞭症候群*等

藥繪卡請見**P.65**

藥繪 46　祈求旅遊平安

天貝

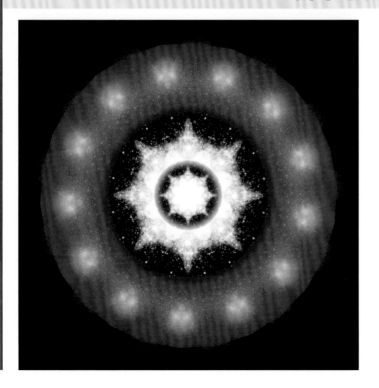

這張藥繪的概念是中央的太空船朝外飛向宇宙,在前往想去的地方或旅行時,可發揮力量,保護移動過程的安全。還能夠放大旅行的樂趣,讓你在旅行地有美好的邂逅與發現等。事先在圖案寫下想去的場所名稱即可。

效果‧效用

◎ 去你想去的地方旅遊
◎ 保佑旅途平安
◎ 確保旅途愉快

藥繪卡請見**P.65**

* 由於突然受到外力或加減速,使頸部急速伸展、彎曲而造成傷害。

藥繪 47 提升人際關係運

圓滿智

中央的光可釋放能量，使家庭、公司、學校等的人際關係好轉。家人之間出問題時，貼在客廳或飯廳，就能夠圓滿解決。此外還能夠幫助你在公司和學校等地方與其他人順利相處。

效果·效用

◎ 家庭走向圓滿
◎ 提升人際關係運勢
◎ 在公司、學校建立良好的人際關係

藥繪卡請見P.**67**

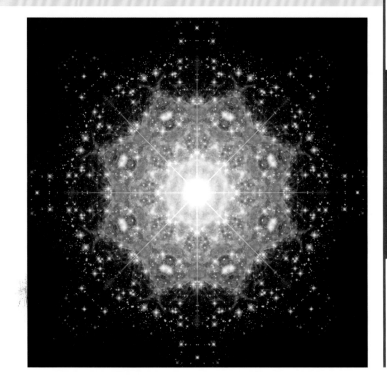

藥繪 48 消除惡緣

史賓塞

尖銳的長槍矛頭具有斬斷惡緣的能量，貼在家中的四個方位，一邊看著這張藥繪，一邊反覆唸著「斷惡緣，斬斷惡緣」，就能夠反彈、掃除那些試圖加害你的邪惡力量或人。前往危險場所時也可用來「除魔」。

效果·效用

◎ 斬斷惡緣
◎ 避免遇到欲加害自己的惡人
◎ 避免危險

藥繪卡請見P.**67**

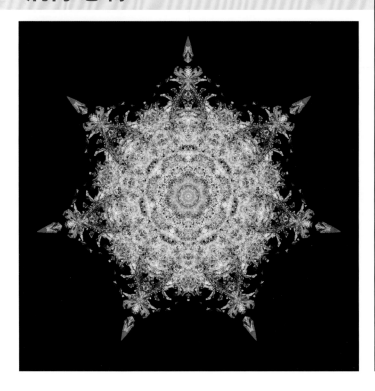

保佑生意興隆

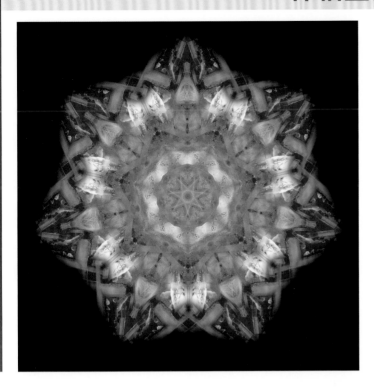

評議會

設計概念象徵著圓桌和椅子，帶領公司或組織經營發展順利。紅色代表繁榮，藍色是冷靜、有計畫性，金黃色代表錢財。帶著這張藥繪去開會，更容易談成賺錢的大生意。可事先在圖案寫上希望成功的商務會談內容。

效果·效用

◎ 使生意興隆
◎ 成功談成重要生意
◎ 公司或組織經營順利

藥繪卡請見P.**67**

藥繪50 客人絡繹不絕，門庭若市

千客萬來

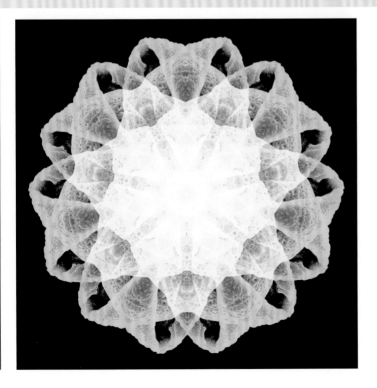

存在

類似檸檬的明亮黃色，使你身處的世界更加活絡。貼在你經營的店舖或公司門口，把注意力集中在中央的白光部分，具體想像店裡客人絡繹不絕的樣子，店家的正面評價就會口耳相傳，帶來更多客人。

效果·效用

◎ 祈求千客萬來
◎ 店內客人絡繹不絕
◎ 店家的好評廣為流傳

藥繪卡請見P.**67**

龍日

圖案像龍一圈圈環繞，就像「龍棲息的太陽」，會釋放龍強大的能量消災解厄，因此可當作護身符。希望自己能夠懷抱熱情迎向困難時，把右手食指擺在圖案中央，就能夠湧上力量，斬除膽小怯懦的自己。

效果‧效用

◎ 避免災厄和魔物
◎ 消災解厄
◎ 切斷自己內心的怯懦

藥繪卡請見P.**67**

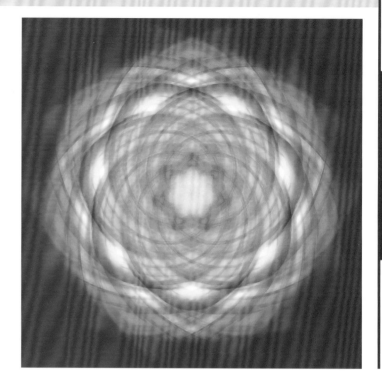

六字曼陀羅

3×3=9個曼陀羅具有防止不潔、災厄的「結界」作用。金黃色表示方位，綠色表示對四面八方所有方位都有「協調」作用。曼陀羅正中央有除魔的燭火，可發揮趨吉避凶的力量。尤其建議搬家或旅行時隨身攜帶。

效果‧效用

◎ 消除來自凶運方位的災厄
◎ 為搬家帶來吉運
◎ 避免旅行時的災厄

藥繪卡請見P.**67**

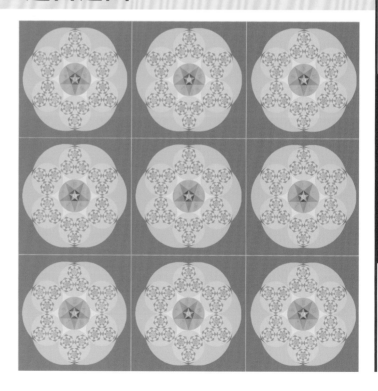

藥繪 **53** 建立圓滿家庭

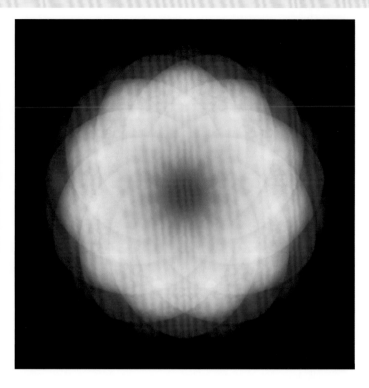

耀藍

令人印象深刻的藍色有使全家人的潛意識整合為一、在最深處緊緊相連的作用。裝飾在家裡最核心的場所,能夠保佑家庭圓滿,同時也會發揮保護家人遠離外敵的力量。建議可在圖案中央寫上所有家人的名字。

效果・效用

◎ 使家庭圓滿
◎ 保護家人遠離外敵
◎ 消除個人心中的黑暗

藥繪卡請見P.**67**

家庭圓滿

藥繪 **54** 保佑孩子健康成長

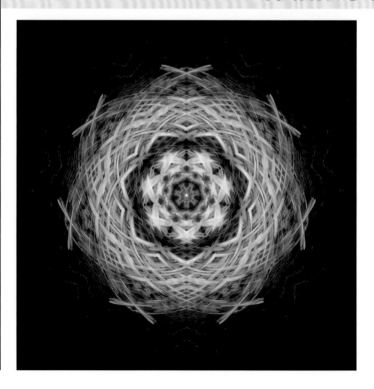

養育

柔粉色的「鳥巢」象徵著守護、培養子女的愛情,這張藥繪可幫助加深父母子女彼此的愛。貼在子女房間或照片背面,可幫助其健康成長。此外還能夠使彼此關係更好,所以推薦老師等從事作育英才工作的人使用。

效果・效用

◎ 保佑子女健康成長
◎ 加深親情
◎ 作育英才的工作順利

藥繪卡請見P.**67**

子女成長運

新天堂

這張藥繪象徵三個宇宙的大智慧合而為一。
正如日本戰國武將毛利元就告訴兒子們的
「三矢之訓」，即使一個太弱，三個結合在
一起必然強大，能夠敦促我們做出堅定的決
定，也會引導我們做出更好的決定。決定的
結果或許能夠讓我們找到全新的自己。

效果・效用

◎ 發揮決策力
◎ 導向正確的決策
◎ 帶來突破困難的力量

藥繪卡請見**P.69**

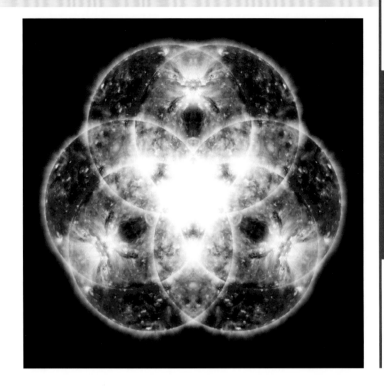

決策運

寰宇求婚

藥繪中央有召喚好運的七軸，顏色也是帶來
幸福的松石綠，中心的祖母綠象徵平衡與協
調，圖案如網子般向外擴張，用意在抓住幸
運，不使逃脫。松石綠也是喉嚨的顏色，在
你想要說出心中想法時可助一臂之力。

效果・效用

◎ 幸運的狀況增加
◎ 招來好運
◎ 求婚或表白成功

藥繪卡請見**P.69**

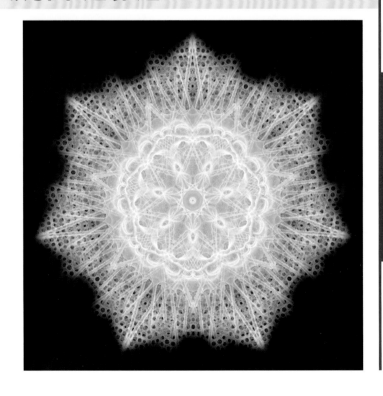

召喚好運

藥繪57 提高吸引力

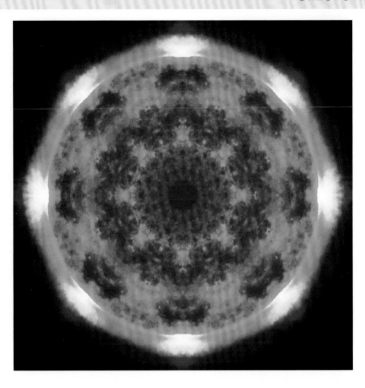

升藍

這張藥繪的圖案彷彿潛入海中看到的海底，在你想要實現心底深處的願望時能夠幫助你實現。真正的願望具有強大的能量，在這張藥繪的加持下，可幫你帶來適合自己的工作、必要的物品或是貴人。事先在圖案寫上你想吸引的人事物也很重要。

效果・效用

◎ 能夠助你實現真心希望的願望
◎ 吸引必要的工作、能力、人才靠近
◎ 發現自己的新才能

藥繪卡請見P.**69**、P.**71**

吸引好運

藥繪58 獻給想提升能量的人

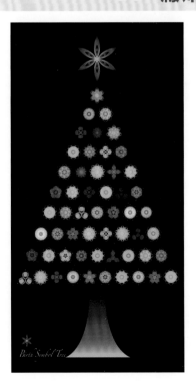

夜之生日符號樹

利用生日數字和形狀組成的圖案，網羅了所有生日，眾人的能量集結成一棵樹，綻放耀眼光芒。感覺能量不足或需要強大能量前進時，可貼在胸前或上背部。

效果・效用

◎ 取得強大的能量
◎ 受到能量保護
◎ 發揮才幹

藥繪卡請見P.**69**

獲得力量

藥繪 59 解決問題

願書

用光和火的紅色燒掉問題，想像把問題扔進黑洞裡。這張藥繪有八個頂點，所以適合用在想解決四處碰壁、走投無路的問題時。在圖案寫下想要解決的問題，圖案朝外貼在上背部或心窩位置的衣服表面即可。

效果・效用

◎ 消除問題的根源
◎ 解決問題
◎ 保佑疾病痊癒

藥繪卡請見P.**69**

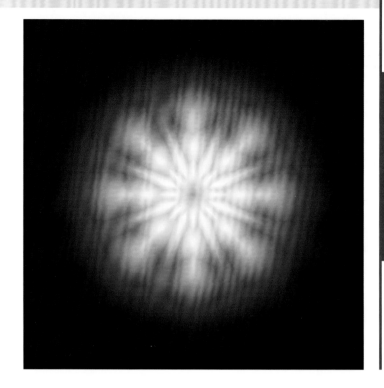

解決問題

藥繪 60 提升專注力

黃金閃電

猛烈噴出熔岩的圖案，象徵迸射的能量。帶著那股強烈能量繼續前進，就能夠發揮專注力。在開始念書前看個幾分鐘，偷懶與想睡覺的念頭就能夠一掃而空。事先在圖案寫下想考上的學校名稱，就能夠點燃幹勁。

效果・效用

◎ 提高專注力
◎ 提升幹勁
◎ 帶來光輝燦爛的未來

藥繪卡請見P.**69**

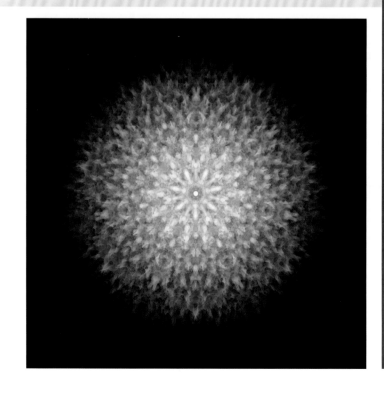

提升專注力

艾森斯坦質數

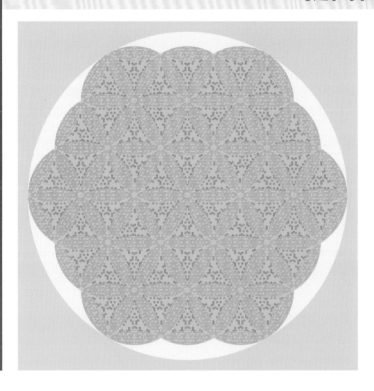

「質數」能像神一樣發揮超越人類智慧的力量,這張藥繪就是以質數為基礎,圖案上具有導向合格的奇蹟之力。在圖案寫下自己的名字,以及想要考上的學校名稱,或想要通過的資格考試名稱,每天看一次,課業或事業就會按照計畫進行。

效果·效用

◎ 提升合格運
◎ 課業和事業按照計畫進行
◎ 通過證照資格考試

藥繪卡請見**P.69**

友誼

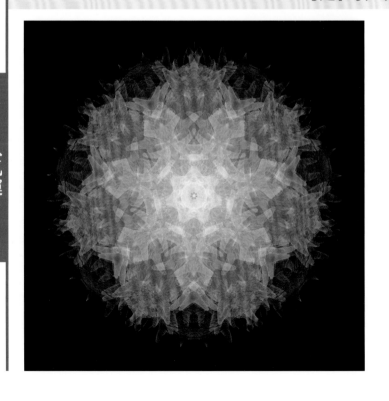

展現出熊熊燃燒的熱情,只看著也能夠湧現力量。在提高人氣運的同時,也可使交流、交際更加圓滑,有助於拓展人脈。關鍵是要在圖案中具體寫下自己希望藉由什麼事物受人歡迎。

效果·效用

◎ 提高人氣運
◎ 使交際圓滑
◎ 拓展人際關係

藥繪卡請見**P.69**

合格運

人氣運

美麗

只要看一看傳遞白光波動的美麗設計，變漂亮的不是只有外貌，連心靈都會變純潔。把化妝品擺在這張藥繪的圖案上，波動就會滲透進入化妝品，幫助你更漂亮。貼在鏡子背面也可以。

效果·效用

◎ 變得更漂亮
◎ 提升美容效果
◎ 內在心靈變美麗

藥繪卡請見**P.71**

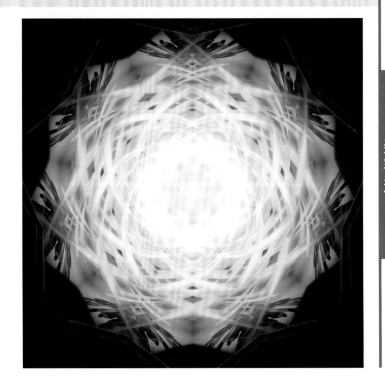

美容運

黃金樹

這張藥繪是解讀由秀真文字（＝神代文字，指的是漢字傳入日本前使用文字的總稱）構成的「太占」，也就是與宇宙創造有關的奇蹟圖，再經過設計製成。四面八方的曼陀羅替搬家帶來吉兆，也有助於順利買賣不動產。這是對開運、健康、安全都有卓越功效的人氣藥繪。

效果·效用

◎ 提升搬家運勢
◎ 保佑不動產買賣順利
◎ 提升全方位的運勢

藥繪卡請見**P.71**

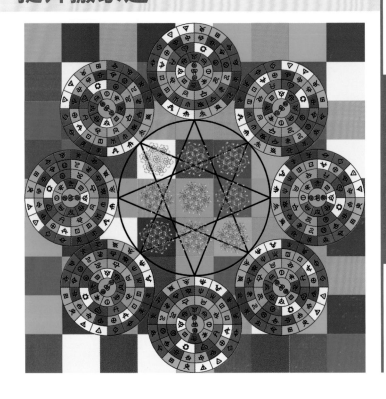

搬家運

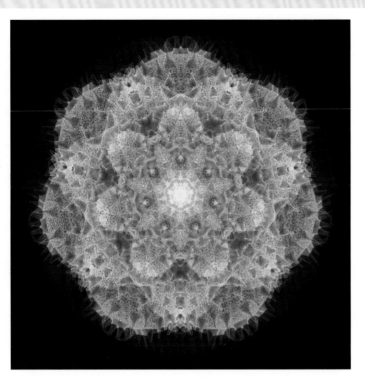

傳染病遠離，無病無災

保護者

圖案就像一把火燒光殺過來的敵人般，可使災禍遠離。在圖案正面或背面寫上希望避免的疾病、不幸等災禍，自然能夠獲得化解的線索。對於疼痛也有作用，把圖案朝外貼在痛處就能夠緩和。

效果・效用

◎ 遠離災禍
◎ 趕走傳染病
◎ 緩和疼痛

藥繪卡請見P.**71**

淨化空間的氣

三角鐵

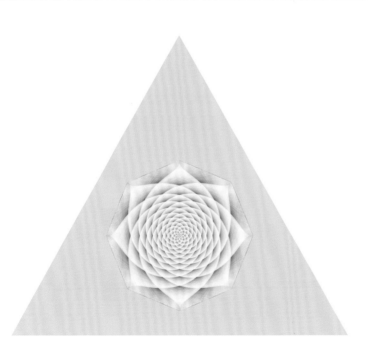

把吸收負能量的「曼陀羅花（P.11）」放在三角形中央，防止對人體有害的負能量或不乾淨的能量入侵。貼在房間裡的四個角落，能夠促進空間的空氣流通。貼在背上可防止他人的消極情緒侵蝕我們。

效果・效用

◎ 使房間或場所的氣好轉
◎ 防止不好的氣入侵
◎ 阻擋他人的消極情緒

藥繪卡請見P.**71**

Step 1 選擇適合自己的藥繪

配合不適症狀或願望挑選藥繪

利用目錄（P.4）或索引（P.78）選擇與自己的不適症狀或願望相符的藥繪。本書的藥繪均有標明效果＆效用，但藥繪的效用不僅如此，按照個人的喜好找找吧。

選擇最有感的那張藥繪

翻過書頁時，讓你很有感、目光停留的那張，就是你註定的藥繪。受到吸引的瞬間，你會覺得很美、很可愛、很平靜、很療癒，就相信自己的直覺吧，那張正是此刻的你需要的藥繪。

選擇適合今天心情的藥繪

有時你昨天選定的藥繪，到了今天就沒有感覺，我們的心會配合當天的身心狀況改變，所以每天快速翻閱一次本書，替換隨身攜帶的藥繪也可以。

藥繪卡的用法

剪下來就能用！

藥繪除了看和觸摸之外，最好是隨身攜帶。拿剪刀或美工刀等裁切下來使用吧。

Step 2 選擇適合自己的 使用方式

摸一摸

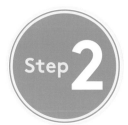

把手舉到書上，輕輕觸摸。手在圖案上移動，找尋覺得溫熱的位置。

看一看

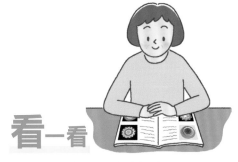

盡量別眨眼睛，注視藥繪數到99。採自己覺得最輕鬆的姿勢即可。

設定 在手機上

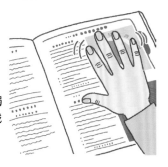

也推薦用手機的拍照功能拍下藥繪，設定成鎖定畫面、主畫面或頭貼等。

墊在下面

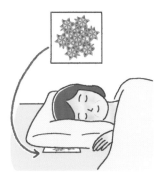

放在枕頭或床墊底下也同樣有效。放置時，請把圖案朝向自己。

隨身攜帶

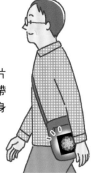

也可以放入包包、皮夾、名片夾、智慧型手機保護套裡隨身帶著走。亦可配合每天的心情或身體狀況更換攜帶的藥繪。

裝飾

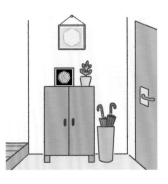

把藥繪裱框或放在相框裡，裝飾在玄關、客廳、臥室均可。藥繪的尺寸大小不會影響到效果。

貼一貼

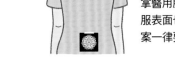

拿醫用膠帶等把藥繪貼在不適的部位。貼在衣服表面也沒問題。只要書中沒有特別註明，圖案一律要朝外。

*剪下本書的藥繪使用時，請務必剪 P.55 ～ 71 的藥繪卡。P.16 ～ 51 的藥繪背面還有其他藥繪，若剪下使用，能量恐怕會彼此干擾，互相抵消。

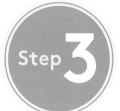

Step 3 寫下想要實現的願望

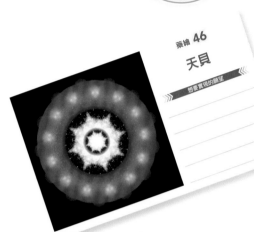

藥繪 46
天貝
想要實現的願望

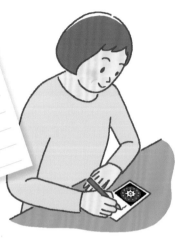

只是看一看、隨身攜帶也能夠發揮藥繪的效果,但寫上想要實現的願望,效果會更好。

願望的書寫規則

1 動詞要用過去式

寫願望時全部使用過去式,當作已經實現,願望會更容易成真。

例「我的血糖下降了」
「我的彩券中獎了」
「我考上〇〇高中了」

2 內容要具體

願望不可以模糊,必須盡量寫出具體細節,也要避免使用否定詞彙。

例「我的血糖下降到〇〇 mg/dL 了」
「我對中第〇期樂透彩的頭獎了」
「我在〇月〇日考上〇〇大學了」

3 加上心情與感想

也一併寫下願望實現時的心情。提到人名(包括自己與家人)或臟器時,請加「敬稱」。

例「我的血糖下降,得到〇〇醫生的稱讚」
「〇〇先生的肝臟先生變健康了,大家都很高興。」

4 別忘了最後的結語

寫下願望的最後,請加上「神啊,這一切因祢而成真」。在心中默念這句話也可以。

例「神啊,這一切因祢而成真。感謝祢。」

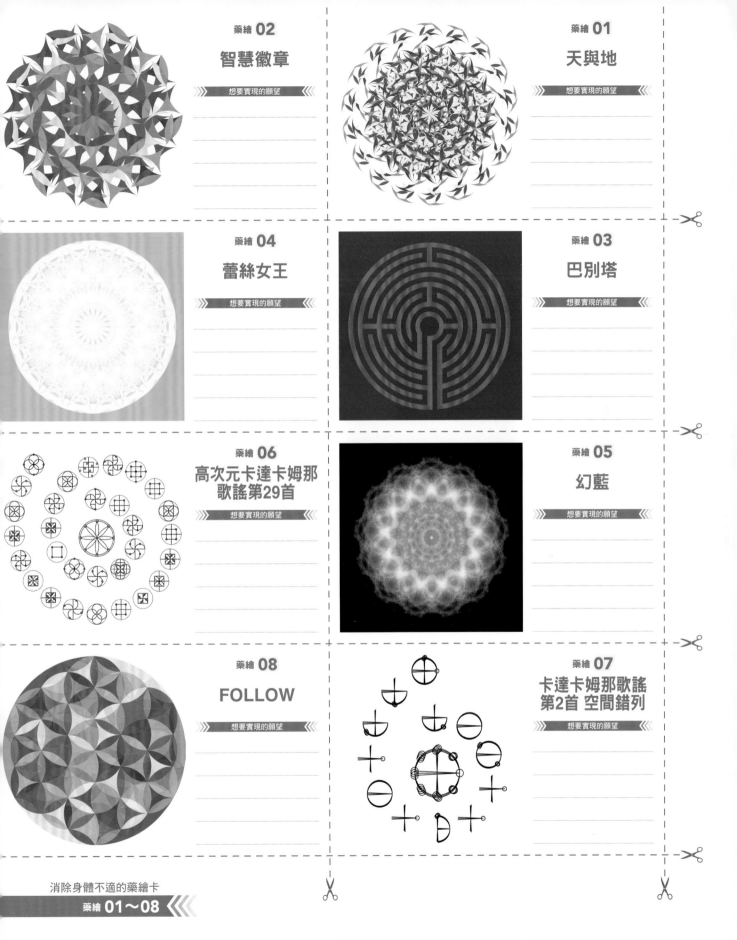

藥繪 02
智慧徽章

藥繪 01
天與地
想要實現的願望

藥繪 04
蕾絲女王
想要實現的願望

藥繪 03
巴別塔
想要實現的願望

藥繪 06
高次元卡達卡姆那歌謠第29首
想要實現的願望

藥繪 05
幻藍
想要實現的願望

藥繪 08
FOLLOW
想要實現的願望

藥繪 07
卡達卡姆那歌謠第2首 空間錯列
想要實現的願望

消除身體不適的藥繪卡
藥繪 01～08

※電子書的特別附錄藥繪卡無法剪下使用。請以智慧型手機等拍下藥繪卡使用。

※電子書的特別附錄藥繪卡無法剪下使用。本頁是藥繪卡的背面。請參考第73頁的藥繪專欄。

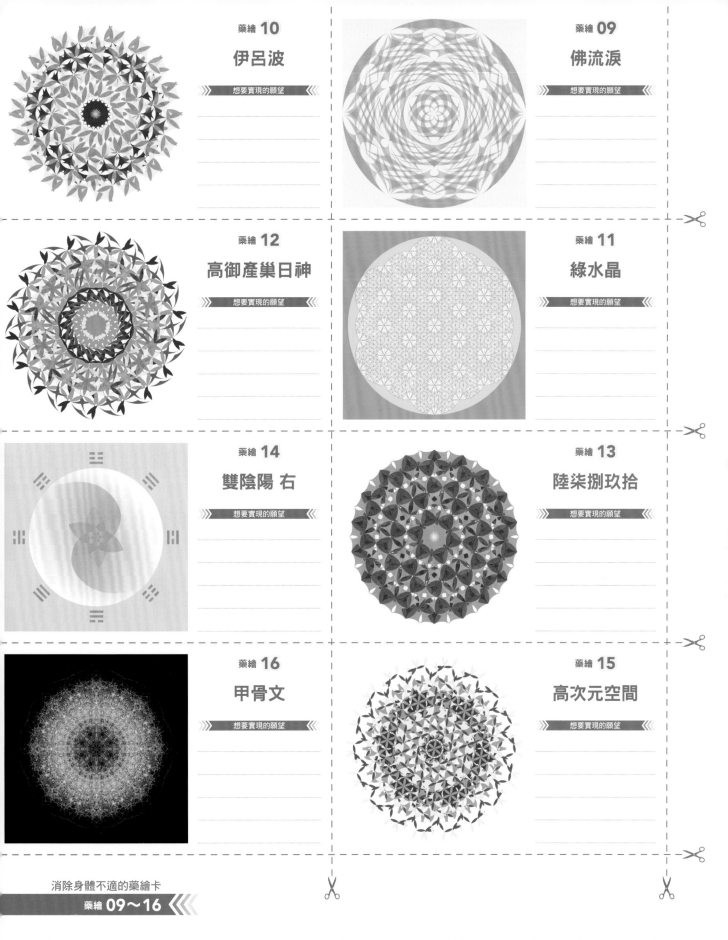

藥繪 10
伊呂波
»»» 想要實現的願望 «««

藥繪 09
佛流淚
»»» 想要實現的願望 «««

藥繪 12
高御產巢日神
»»» 想要實現的願望 «««

藥繪 11
綠水晶
»»» 想要實現的願望 «««

藥繪 14
雙陰陽 右
»»» 想要實現的願望 «««

藥繪 13
陸柒捌玖拾
»»» 想要實現的願望 «««

藥繪 16
甲骨文
»»» 想要實現的願望 «««

藥繪 15
高次元空間
»»» 想要實現的願望 «««

消除身體不適的藥繪卡
藥繪 09～16

※電子書的特別附錄藥繪卡無法剪下使用。請以智慧型手機等拍下藥繪卡使用。

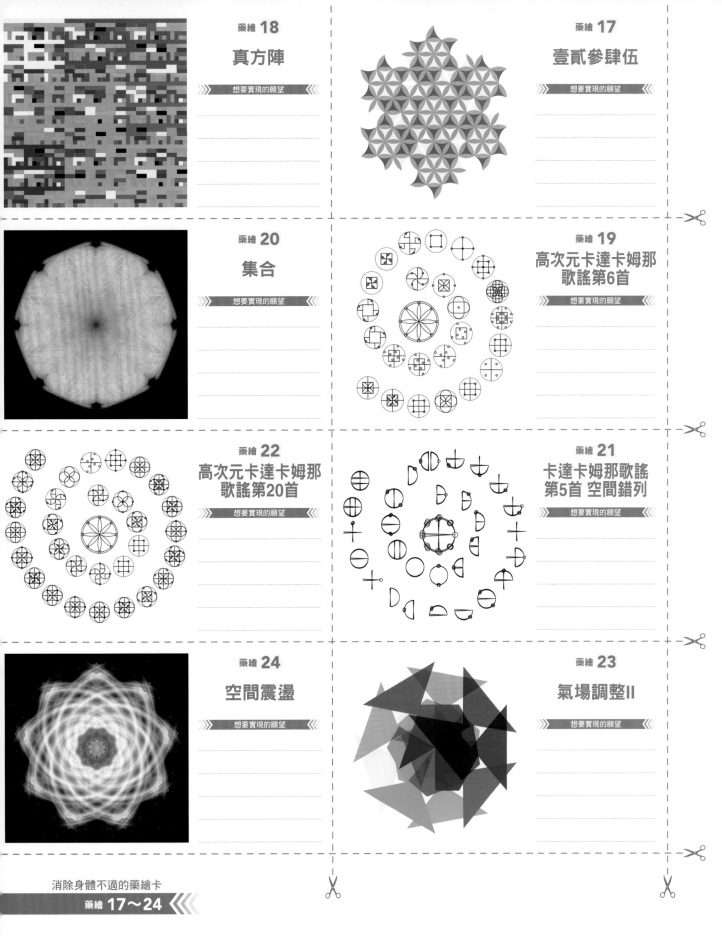

藥繪 18
真方陣

>>> 想要實現的願望 <<<

藥繪 17
壹貳參肆伍

>>> 想要實現的願望 <<<

藥繪 20
集合

>>> 想要實現的願望 <<<

藥繪 19
高次元卡達卡姆那
歌謠第6首

>>> 想要實現的願望 <<<

藥繪 22
高次元卡達卡姆那
歌謠第20首

>>> 想要實現的願望 <<<

藥繪 21
卡達卡姆那歌謠
第5首 空間錯列

>>> 想要實現的願望 <<<

藥繪 24
空間震盪

>>> 想要實現的願望 <<<

藥繪 23
氣場調整II

>>> 想要實現的願望 <<<

消除身體不適的藥繪卡
藥繪 17～24 <<<

※電子書的特別附錄藥繪卡無法剪下使用。請以智慧型手機等拍下藥繪卡使用。

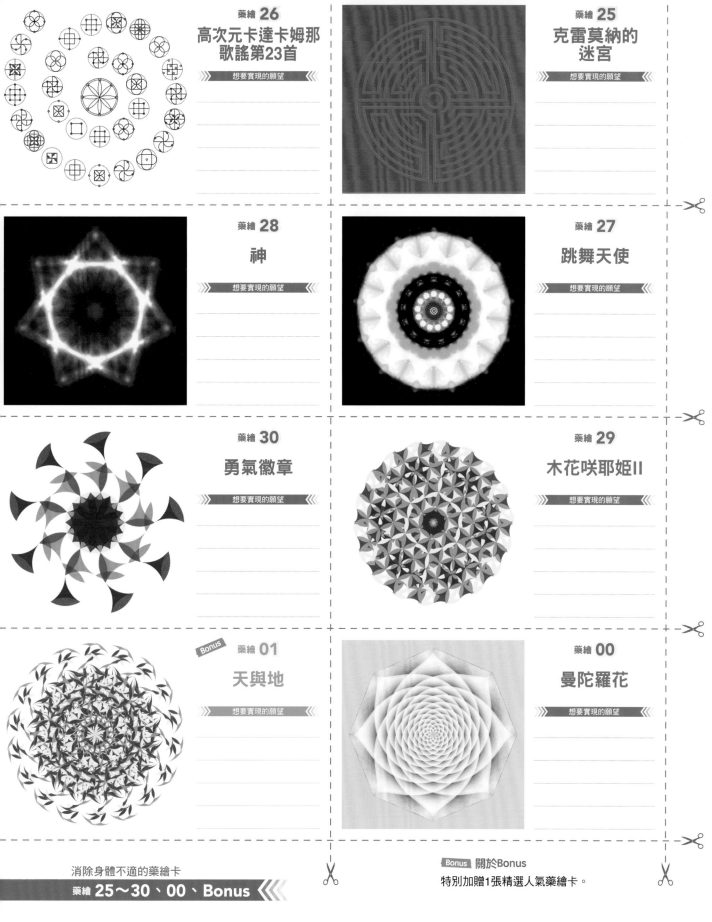

藥繪 26
高次元卡達卡姆那
歌謠第23首

>>> 想要實現的願望 >>>

藥繪 25
克雷莫納的
迷宮

>>> 想要實現的願望 >>>

藥繪 28
神

>>> 想要實現的願望 >>>

藥繪 27
跳舞天使

>>> 想要實現的願望 >>>

藥繪 30
勇氣徽章

>>> 想要實現的願望 >>>

藥繪 29
木花咲耶姬II

>>> 想要實現的願望 >>>

Bonus 藥繪 01
天與地

>>> 想要實現的願望 >>>

藥繪 00
曼陀羅花

>>> 想要實現的願望 >>>

消除身體不適的藥繪卡
藥繪 25～30、00、Bonus <<<

Bonus 關於Bonus
特別加贈1張精選人氣藥繪卡。

※電子書的特別附錄藥繪卡無法剪下使用。請以智慧型手機等拍下藥繪卡使用。

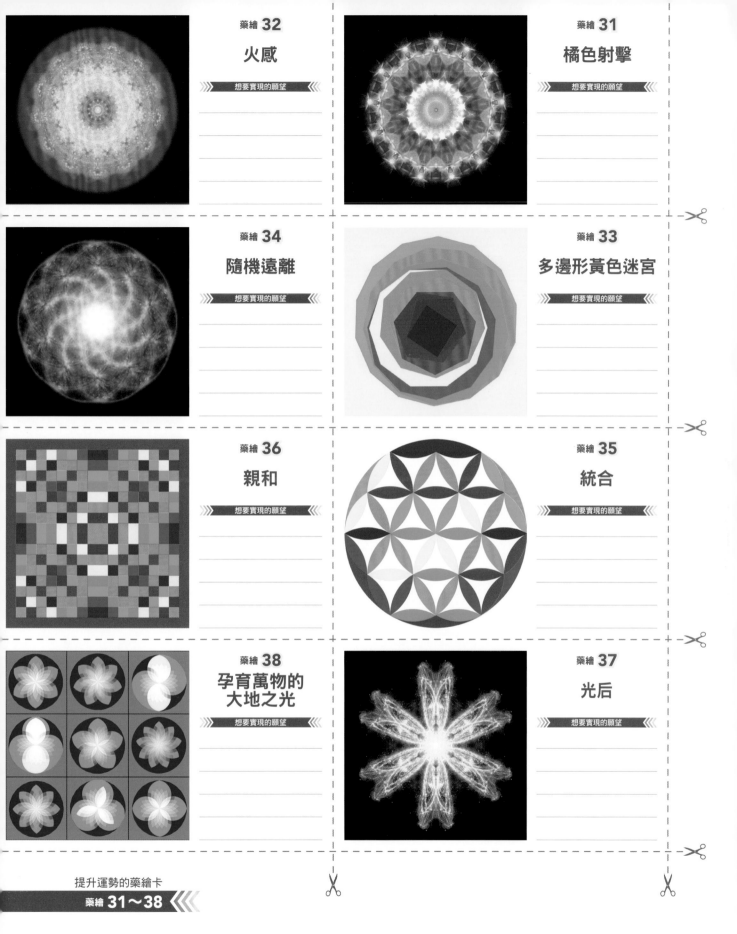

藥繪 32
火感
>>> 想要實現的願望 <<<

藥繪 31
橘色射擊
>>> 想要實現的願望 <<<

藥繪 34
隨機遠離
>>> 想要實現的願望 <<<

藥繪 33
多邊形黃色迷宮
>>> 想要實現的願望 <<<

藥繪 36
親和
>>> 想要實現的願望 <<<

藥繪 35
統合
>>> 想要實現的願望 <<<

藥繪 38
孕育萬物的
大地之光
>>> 想要實現的願望 <<<

藥繪 37
光后
>>> 想要實現的願望 <<<

提升運勢的藥繪卡
>>> 藥繪 31～38 <<<

※電子書的特別附錄藥繪卡無法剪下使用。請以智慧型手機等拍下藥繪卡使用。

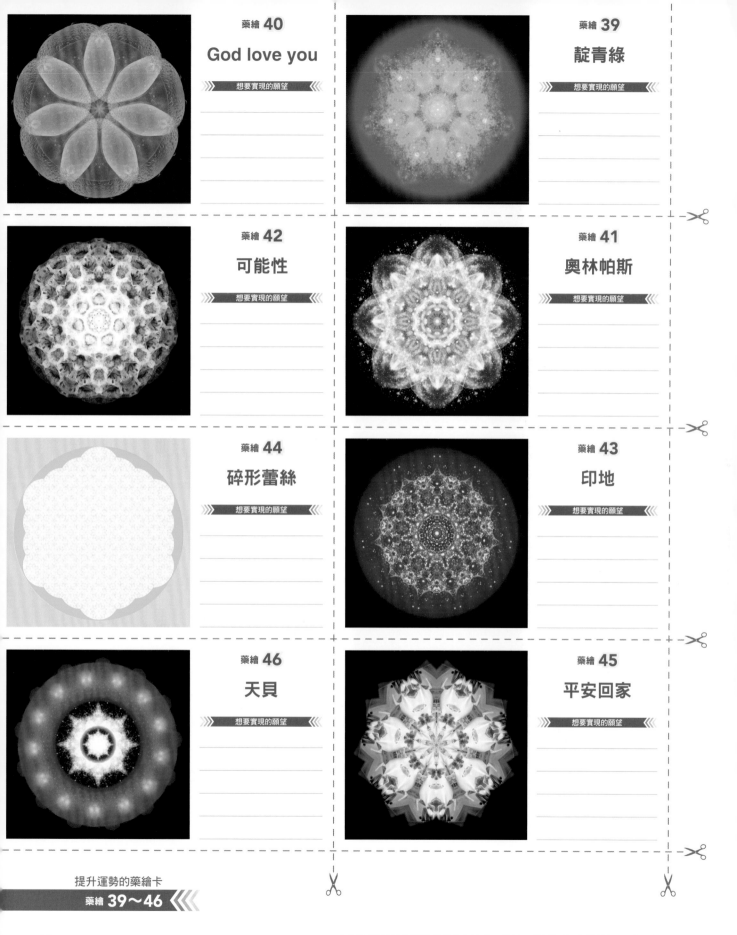

藥繪 40
God love you
想要實現的願望

藥繪 39
靛青綠
想要實現的願望

藥繪 42
可能性
想要實現的願望

藥繪 41
奧林帕斯
想要實現的願望

藥繪 44
碎形蕾絲
想要實現的願望

藥繪 43
印地
想要實現的願望

藥繪 46
天貝
想要實現的願望

藥繪 45
平安回家
想要實現的願望

提升運勢的藥繪卡
藥繪 39～46

※電子書的特別附錄藥繪卡無法剪下使用。請以智慧型手機等拍下藥繪卡使用。

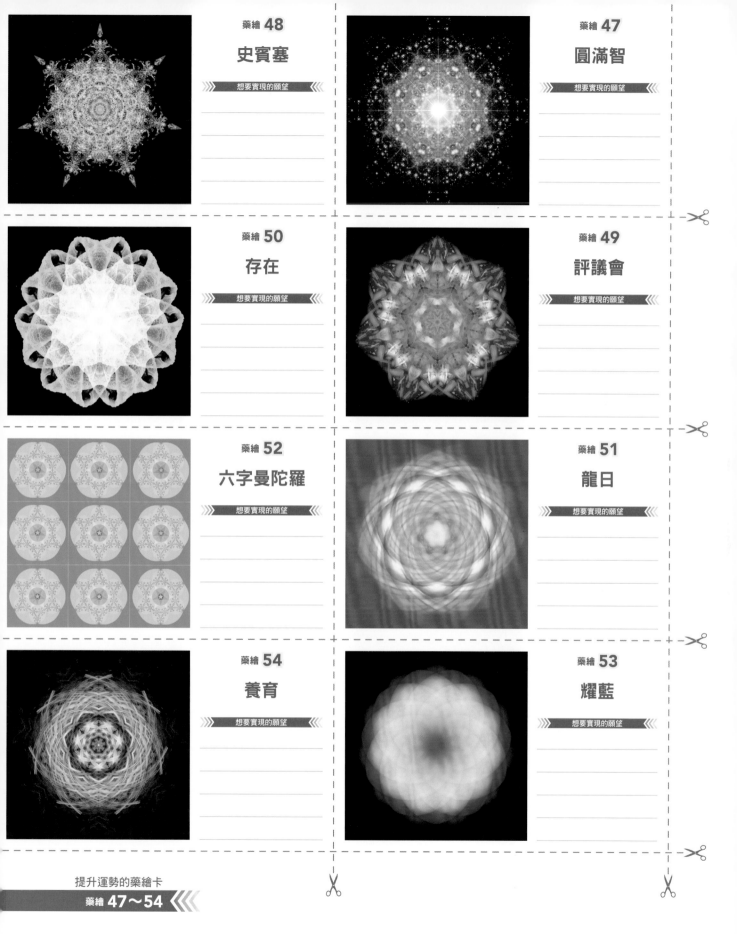

藥繪 48
史賓塞
想要實現的願望

藥繪 47
圓滿智
想要實現的願望

藥繪 50
存在
想要實現的願望

藥繪 49
評議會
想要實現的願望

藥繪 52
六字曼陀羅
想要實現的願望

藥繪 51
龍日
想要實現的願望

藥繪 54
養育
想要實現的願望

藥繪 53
耀藍
想要實現的願望

提升運勢的藥繪卡
藥繪 47～54

※電子書的特別附錄藥繪卡無法剪下使用。請以智慧型手機等拍下藥繪卡使用。

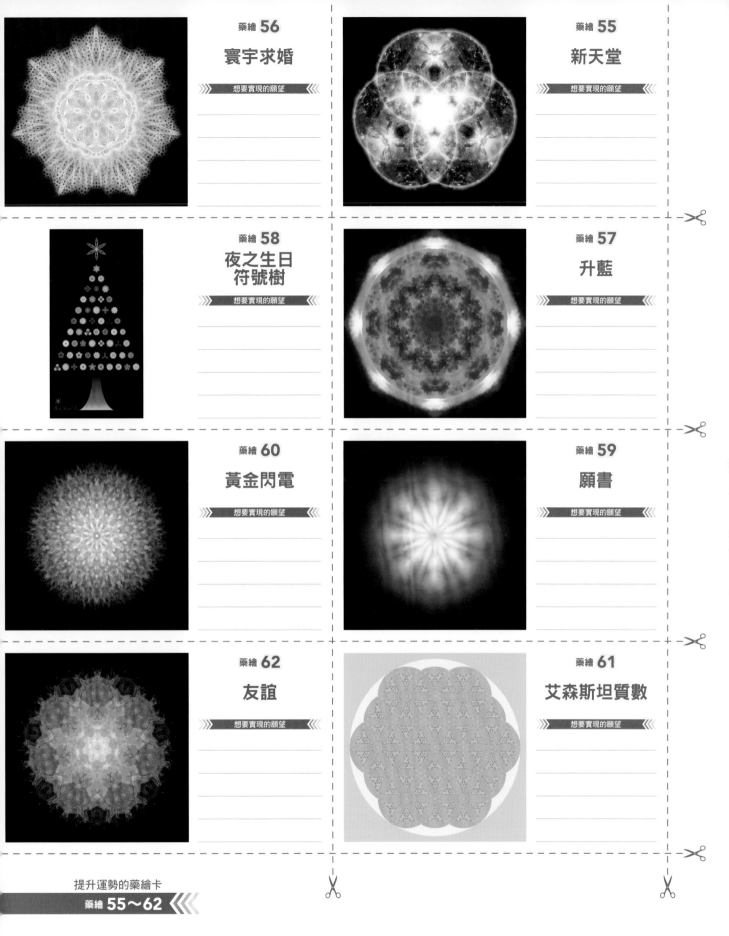

藥繪 56
寰宇求婚
>>> 想要實現的願望 <<<

藥繪 55
新天堂
>>> 想要實現的願望 <<<

藥繪 58
**夜之生日
符號樹**
>>> 想要實現的願望 <<<

藥繪 57
升藍
>>> 想要實現的願望 <<<

藥繪 60
黃金閃電
>>> 想要實現的願望 <<<

藥繪 59
願書
>>> 想要實現的願望 <<<

藥繪 62
友誼
>>> 想要實現的願望 <<<

藥繪 61
艾森斯坦質數
>>> 想要實現的願望 <<<

提升運勢的藥繪卡
藥繪 55〜62 <<<

※電子書的特別附錄藥繪卡無法剪下使用。請以智慧型手機等拍下藥繪卡使用。

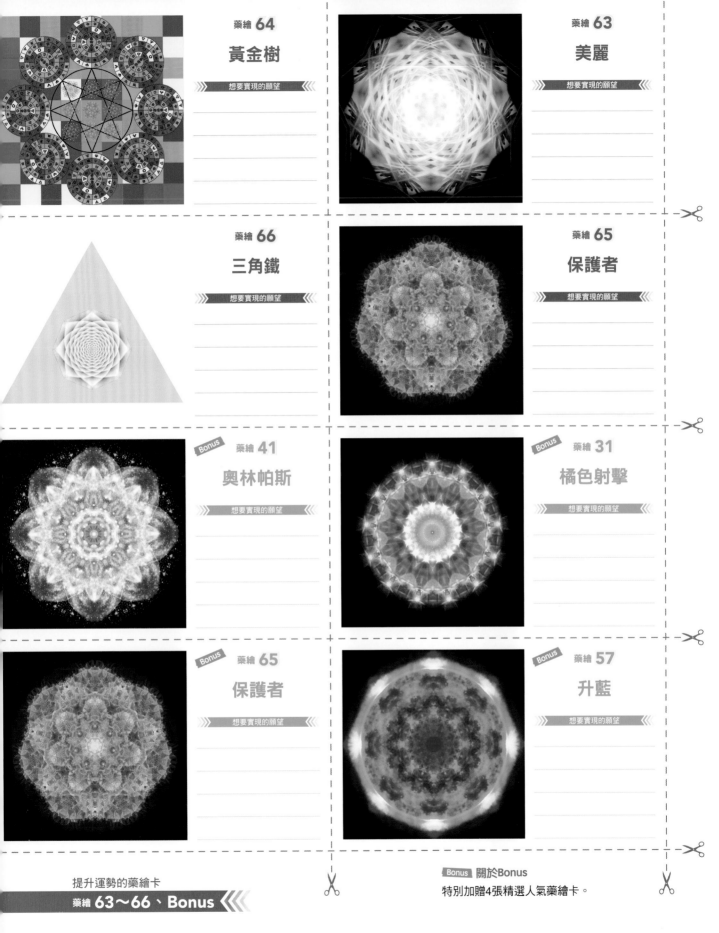

藥繪 **64**

黃金樹

>>> 想要實現的願望 <<<

藥繪 **63**

美麗

>>> 想要實現的願望 <<<

藥繪 **66**

三角鐵

>>> 想要實現的願望 <<<

藥繪 **65**

保護者

>>> 想要實現的願望 <<<

Bonus 藥繪 **41**

奧林帕斯

>>> 想要實現的願望 <<<

Bonus 藥繪 **31**

橘色射擊

>>> 想要實現的願望 <<<

Bonus 藥繪 **65**

保護者

>>> 想要實現的願望 <<<

Bonus 藥繪 **57**

升藍

>>> 想要實現的願望 <<<

提升運勢的藥繪卡
藥繪 63～66、Bonus <<<

Bonus 關於Bonus
特別加贈4張精選人氣藥繪卡。

※電子書的特別附錄藥繪卡無法剪下使用。請以智慧型手機等拍下藥繪卡使用。

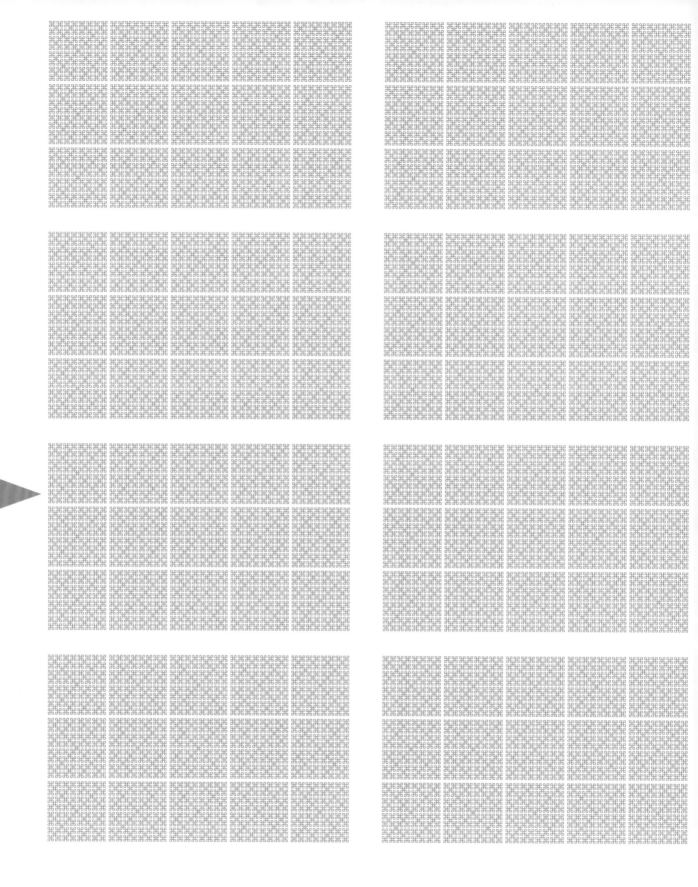

※電子書的特別附錄藥繪卡無法剪下使用。本頁是藥繪卡的背面。請參考第73頁的藥繪專欄。

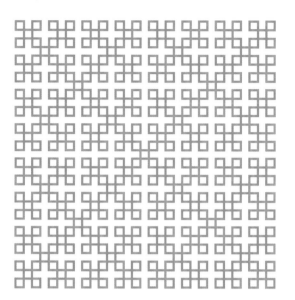

提高藥繪密藏的能量
達文西方塊

李奧納多・達文西的代表畫作《蒙娜麗莎的微笑》衣服上的圖案就是「達文西方塊」。丸山醫生研究達文西多年，在過程中發現達文西方塊的圖形組合具有活化生命能量的力量，於是用在藥繪背面。

接其他四方形，是為了集結更多的能量。限。達文西方塊以正中央的四方形為核心，連圖案，反而能提高力量，將藥繪效果發揮到極但是 55 頁起的藥繪卡背面的「達文西方塊」附上藥繪卡。能量，因此本書為了避免這種情況發生，另外的力量就會相互牴觸，衍生出相反的

原

本藥繪的背面如果有其他圖案，兩者

丸山醫生開發的隔絕電磁波貼片也用到「達文西方塊」。用手機的拍照功能拍下這個圖案隨身帶著走，就能夠減少個人電腦、智慧型手機、WiFi 路由器等電子設備發出的電磁波對人體的影響。

請教丸山醫師！

藥繪諮詢室

丸山醫生為各位解答在日常生活中使用「藥繪」時,可能遇到的各種疑難雜症。請務必參考看看!

Q 藥繪可以折起或彎曲嗎？

A 藥繪可以折疊彎曲使用,但**為了防止圖案變形,建議最好儘量避免。**

因此本書提供名片大小的藥繪卡,裁切下來放進名片夾或皮夾裡隨身攜帶很方便。藥繪的效果不會受到尺寸大小影響。

Q 對藥繪的效果不太有感怎麼辦？

A 使用時**如果有先入為主的偏見**,認為「不可能有效」,**就很難感受到藥繪的效果**。此外也別期望效果立現,重要的是帶著期待使用。只用過幾次就認為「沒效」,對藥繪產生負面想法的話,你的潛意識也會否定藥繪,導致更加感受不到藥繪的效用。

Q 可以一次使用多張藥繪嗎？

A 一次使用或攜帶多張藥繪沒問題,但是**貼在同一個位置或裝在同一個皮夾等時,請把圖案全都朝同一個方向疊放。**藥繪卡的正反面如果沒有統一,效力會互相影響抵消。藥繪卡的數量太多時,可配合當天的心情或身體狀況篩選使用。

Q 接觸藥繪後感覺涼颼颼,這樣正常嗎？

A 多數人觸摸藥繪或伸手遮著藥繪上方會感覺溫熱。但**接觸藥繪時的感覺因人而異**,各有不同,也有人會覺得冰冷。

不管是哪一種感覺,都證明能夠從藥繪得到力量,所以用不著擔心,有時甚至每天都有不同的感覺。

Q 我擔心弄髒或弄濕藥繪卡，可以護貝嗎？

A 有些人怕弄破、弄髒、弄濕藥繪，問我能否護貝，問題是藥繪需要呼吸，**護貝等於密封了藥繪的表面，會使得藥繪不能呼吸，無法發揮既有的能量。**

若擔心貼在身上或隨身攜帶時被汗水或水弄濕、弄髒、褪色，可以把藥繪放入薄塑膠袋或透明文件夾等，能夠換氣的保護套裡。

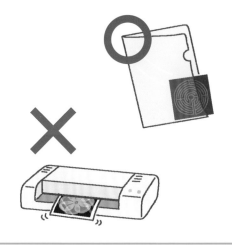

Q 藥繪破損或弄濕也仍然有效嗎？

A **藥繪弄髒、弄濕、褪色的話，圖案就會變形，效果也會減弱。**因此擔心弄髒、弄濕的話，可採取上面的方法處置。稍微沾濕的話，建議立刻放在陰涼處風乾。

此外，藥繪一旦褪色或破損，即使你覺得浪費，也請務必更新，換上充滿生命能量的新品。

Q 藥繪可以與智慧型手機、悠遊卡放在一起嗎？

A 藥繪卡與智慧型手機、個人電腦、悠遊卡等**電子設備放在一起帶著走沒關係**。放在皮夾或手機保護套裡隨身攜帶也可以。我也推薦貼在手機或電腦上。

本書的藥繪卡背面都有「達文西方塊（P.73）」可抵擋電磁波，擔心智慧型手機和個人電腦電磁波影響的人把行動裝置與藥繪擺在一起隨身攜帶，可將電磁波的影響降到最低。

Q 藥繪可以影印使用嗎？

A 同一幅圖案你如果想要多用幾次，我**不建議影印使用**，因為影印會產生色差、變形，降低效果，也可能因此產生相反的能量，帶來危險。

比起影印使用，我**更建議使用智慧型手機的相機功能，從藥繪的正上方或正面翻拍**，儘量避免變形扭曲。

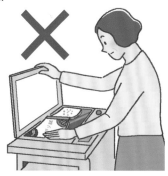

Q 使用藥繪是否可以停止服藥？

A 在本書的開頭也提過，藥繪只是單純的設計圖案，與醫療機構開立的藥物不同，無法直接治療身體疾病，因此**不可以自行決定停止服用處方藥，必須和主治醫生討論過**。

但事實上的確也有很多人使用藥繪之後，血壓下降、疼痛不再等，身體的不適改善了。因此我希望各位將藥繪搭配處方藥使用，期許未來能夠減少藥物的用量。

Q 藥繪的圖案變色了，怎麼辦？

A 藥繪用久了有時會漸漸變色，**這是藥繪替你擋災、解決身體不適與問題的證明**。藥繪變色的情況五花八門，底下照片是曼陀羅花使用之後變色的例子。有某些問題的人把藥繪帶在身上，藍色部分就會變成綠色，或是白色部分變成黃色。藥繪變色時，儘管形狀的能量不會改變，但顏色的能量改變了，所以最好要換新。

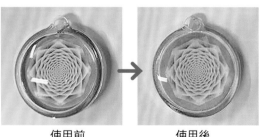

使用前　　　　使用後

Q 藥繪可以給小孩或寵物使用嗎？

A 使用藥繪沒有年齡限制，**不管是小孩、老人、乃至於寵物，都可以使用藥繪**。事實上小孩和寵物的感受性較強，效果反而更好。也可以把藥繪墊在小孩的床墊或枕頭下，或放進書包或包包裡。

藥繪的效果如果太強，可以隨時停止使用。效果變弱的話，可以挪動到其他地方。

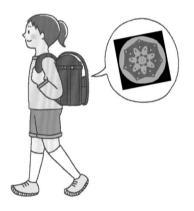

Q 把藥繪裝飾在房間裡是否影響風水？

A 拿藥繪當裝飾時，不必特別在意風水，**最重要的是要把藥繪擺在日常生活中一眼就能看到的場所**。玄關、客廳、廚房、臥室、盥洗室等地方都可以。一天之中多看那幅藥繪幾次，把藥繪的能量徹底灌注到潛意識中，就能夠充分得到藥繪的效果。此外也可以配合自己當天的心情變更裝飾位置，但最好別把藥繪放在佛壇和神明桌。

Q 可以把藥繪當作禮物送給家人朋友嗎？

A 當然可以，請務必要把藥繪送給你最重視的家人朋友。**藥繪本身的能量有了你的愛加成，能夠增強藥繪的力量。**

送人的藥繪可以配合對方的身體不適或煩惱，也可以配合對方給人的印象。

具有消災解厄、趨吉避凶、交通安全等效果的藥繪，可以偷偷藏在對方隨身攜帶的物品中。

Q 不要的藥繪要怎麼處理？

A 願望已經實現的藥繪繼續帶著也無妨。藥繪不是符咒也不是護身符，所以用完後只要配合居住地區的垃圾清運處理規範丟棄即可。丟掉時別忘了心懷感恩，道聲謝謝。

對於扔進垃圾車有疑慮的人，可以**用白紙包著帶去神社等地方請他們幫忙燒掉**。選擇這種方式，也必須配合各宮廟的規定辦理。

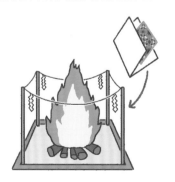

Q 感覺藥繪的效果變弱了，怎麼辦？

A 使用多次之後，感覺藥繪的效果轉弱時，**換個攜帶的容器或擺放場所，改變能量的流動，效果就會恢復。**

反覆覆誦夏威夷心靈淨化法的「對不起」、「謝謝你」、「原諒我」、「我愛你」這四句話，也能夠增強潛意識的治癒能量，還原藥繪的效果。

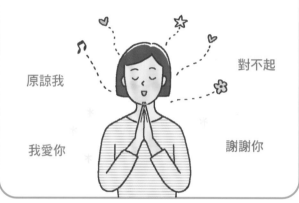

原諒我　　　　　　　　對不起

我愛你　　　　　　　　謝謝你

Q 提升運勢的藥繪放在哪裡最有效？

A 如果是為了改善身體不適，藥繪就要配合貼在不適的位置。至於提升運勢最好的最佳場所，則是**寢具下或臥室牆上。**人在睡覺時，意識會進入高次元空間，處於「無」的狀態，沒有偏見，也更容易發揮藥繪的效果。

藥繪不是符咒也不是護身符，請勿供奉在神明桌上。

藥繪的 效果查詢索引

看索引找出適合自己的藥繪

★增進健康

神奇藥繪3：

日本醫師結合上古神文字「卡達卡姆那」的最強能量圖騰！瞬間消除不適、驅走負能量、提升潛能和運勢

不調をパッと消し運気をグンと上げるクスリ絵

監 修 者	丸山修寬
譯 者	黃薇嬪
特 約 編 輯	戴嘉儀
內 頁 排 版	陳姿秀
封 面 設 計	許紘維
行 銷 統 籌	駱漢琦
行 銷 企 劃	蕭浩仰、江紫涓
營 運 顧 問	郭其彬
業 務 發 行	邱紹溢
責 任 編 輯	賴靜儀
總 編 輯	李亞南
出 版	漫遊者文化事業股份有限公司
地 址	台北市 103 大同區重慶北路二段 88 號 2 樓之 6
電 話	(02)2715-2022
傳 真	(02)2715-2021
服 務 信 箱	service@azothbooks.com
網 路 書 店	www.azothbooks.com
臉 書	www.facebook.com/azothbooks.read
發 行	大雁出版基地
地 址	新北市 231 新店區北新路三段 207-3 號 5 樓
電 話	(02)8913-1005
傳 真	(02)8913-1056
劃 撥 帳 號	50022001
戶 名	漫遊者文化事業股份有限公司
初 版 一 刷	2025 年 1 月
定 價	台幣 360 元
I S B N	978-626-409-052-0

FUCHO WO PATTO KESHI UNKI WO GUNTO AGERU KUSURIE supervised
by Nobuhiro Maruyama
Copyright © Nobuhiro Maruyama 2021
All rights reserved.
Original Japanese edition published by FUSOSHA Publishing, Inc., Tokyo
This Complex Chinese edition is published by arrangement with FUSOSHA
Publishing, Inc., Tokyo
in care of Tuttle-Mori Agency, Inc., Tokyo, through Future View Technology
Ltd., Taipei.

https://www.azothbooks.com/
漫遊，一種新的路上觀察學

漫遊者 漫遊者文化 AzothBooks

https://ontheroad.today/
大人的素養課，通往自由學習之路

遍路文化 on the road 遍路文化·線上課程

◎監修者簡介

丸山修寬

醫學博士。一九五八年生。兵庫縣人。醫療法人社團丸山過敏診所院長。一九八四年山形大學醫學院畢業。曾任職宮城厚生協會坂綜合醫院、東北大學醫院第一內科、仙台德州會醫院，一九九八年六月在仙台市開設丸山過敏診所。除了東方醫學與西方醫學，還研究電磁波去除療法、波動、高次元醫療、色彩與形狀的力量，開發出只要看一看、摸一摸就能夠消除不適的「藥繪」。這套自行開發的獨特療法也獲得許多媒體報導。著作、審訂作品眾多，包括《魔法般的奇蹟咒語──卡達卡姆那》、《潛意識改變人生──卡達卡姆那藥繪》（以上均為靜風社出版）、《藥繪──治癒身心不適的神聖幾何學與卡達卡姆那》（Bio Magazine）、《神奇藥繪》、《神奇藥繪2》（中文版皆為漫遊者出版）等。

醫療法人社團 丸山過敏診所
〒982-0007
宮城縣仙台市太白區明日街長町 4-2-10
Tel:022-304-1191
http://maru-all.com

丸山修寬官方網站
http://maruyamanobuhiro.com

◎譯者簡介

黃薇嬪

東吳大學日文系畢業。大一開始接稿翻譯，到2018年正好滿二十年。
兢兢業業經營譯者路，期許每本譯作都能夠讓讀者流暢閱讀。主打低調路線的日文譯者是也。

◎參考文獻

丸山修寬 著《潛意識改變人生──卡達卡姆那藥繪》（靜風社）
丸山修寬 著《藥繪──治癒身心不適的神聖幾何學與卡達卡姆那》（Bio Magazine）
丸山修寬 著《醫生發明！消除全身不適的藥繪》（MAKINO 出版）
丸山修寬 著《輕鬆消除所有不適：丸山式終極健康法》（河出書房新社）
丸山修寬 著《激發你潛在腦力的最強藥繪》（Forest 出版）

國家圖書館出版品預行編目 (CIP) 資料

神奇藥繪 . 3：日本醫師結合上古神文字「卡達卡姆那」的最強能量圖騰！瞬間消除不適、驅走負能量、提升潛能和運勢 / 丸山修寬監修；黃薇嬪譯 . -- 初版 . -- 臺北市：漫遊者文化事業股份有限公司出版；新北市：大雁出版基地發行 , 2025.01
80 面；21×26 公分
譯自：不調をパッと消し運気をグンと上げるクスリ絵
ISBN 978-626-409-052-0(平裝)

1.CST: 另類療法 2.CST: 圖騰 3.CST: 能量
418.995 113019601